U0057774

AQUARIUS

AQUARIUS

AQUARIUS

AQUARIUS

Vision

一些人物，
一些視野，
一些觀點，
與一個全新的遠景！

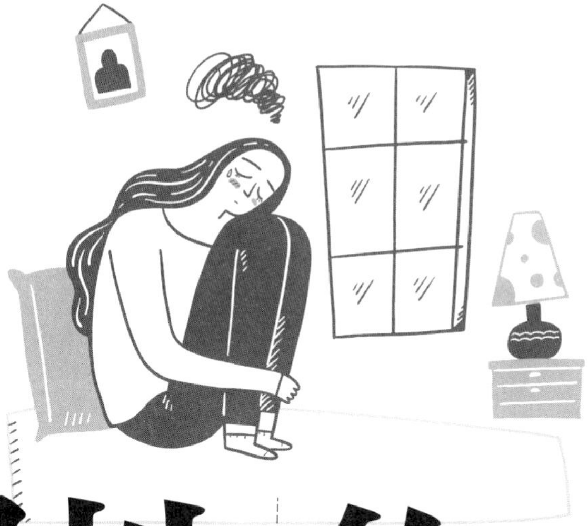

# 慢性焦慮

焦慮，是過往未曾處理的生命創傷

莊博安著
（微光心理諮商所所長；諮商心理師）

【推薦序】

# 情緒是鑰匙

蔡佳璇（臨床心理師，哇賽心理學執行編輯）

個案A進入治療室後，一如往常地先在緊閉的門上按了幾下，檢查三次把手後，才順利坐進我身旁的沙發。

看來他今天強迫症的狀況還算不錯，我心中暗自揣想。

接著，他滔滔不絕分享這一週的困擾，像是擔心學期中交不出報告，卻遲遲還沒有翻開課本過；像是對於新認識的朋友已讀不回訊息感到焦慮，擔心自己是否又措辭失當；像是再次因為玩線上遊戲而日夜顛倒，缺曠太多和母親的衝突增加。

這些事情確實都令人不安，但我也知道和A討論、解決這些似乎是「當下」最值得焦慮的事情後，他心裡的煩躁感並不會因此消失。很快地，A又會再找別的事來焦慮。就像本書作者博安心理師所描述的，這些困擾反映的是，擔心達不到他人期待、深怕不被重視，和總是批評自己不夠好的焦慮性格。

已經逐漸變成性格的焦慮，是慢性且複雜的，不會因為事件過了就好轉。這種擔憂的傾向就像是一種習慣，以投射的方式遍布在你所在乎的事情上，學業、工作、家庭、感情、人際關係……而且和現實相比，被不成比例地放大，讓人感覺必須時時保持警覺，才不會再次完蛋，但卻活得又累、又不順心。

這樣的描述同樣適用於個案A。為了降低焦慮，不知不覺地發展出了具有強迫性質的思考和行為，想藉此消除心中難以忍受的感受，卻反而被困在災難化的想像中空轉。心思常被「想找到最完美的解答」，或是「不希望有任何一點傷害」的想法占據，而很難想到其他可能性，更不用說去適當地接收和判斷外界的訊息了。

因為害怕選擇錯誤，常常將大量的緊張傾倒在家人、朋友和心理師身上，需要別人分擔他的不安、為他的決定負責、替他處理人生的難關，但背後卻是對愛、認同和價值的

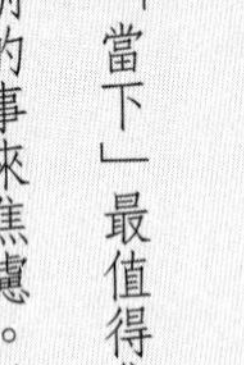

**慢性焦慮**

渴望。

從事心理治療工作多年，我經常接觸受焦慮所苦的個案。閱讀這本書時，也讓我聯想到許多前來諮商的個案，就像個案A。大家都是在掙扎中，努力尋找出路的人。

雖然表面看起來是焦慮，但背後卻是恐懼過去所經歷的創傷在未來重演，所以才不斷重複逃避和補償的行為模式。

當內心被焦慮不安占滿時，自然地就會逃開或是和自己的內心保持距離，很難有餘裕去接觸內在各種的情緒感受。

可偏偏情緒是鑰匙，能讓我們了解內心最深層的需求，能協助我們建立適當的界線，及與他人的連結。

如果曾經在某些困難的時刻，有人提供過安撫、陪伴和接納那害怕又受傷的心靈，就有機會學會舒緩焦慮、整理想法，進一步產生勇氣與復原的力量。

心理治療／諮商在做的就是這樣的陪伴。透過提升個案的自我覺察，能夠清楚自己正處在什麼樣的狀態和困難中，學會在刺激和回應之間創造一個空間，來安放我們的情緒，學會好好照顧自己。

博安心理師的這本書從自身經驗出發，整合個人生活與諮商經驗中的體悟，精準地描繪焦慮的樣貌和強迫徵狀的深層意涵，相信讀者們在閱讀時會很有共鳴，且感到被深深的同理，也將能從書中的內、外在緩解焦慮策略中，得到練習的具體方向。

希望這本書的出版，就像有一位很懂你的心理師在身旁，當你不安時，能提供沉澱和思考，慢慢與焦慮和平共處。

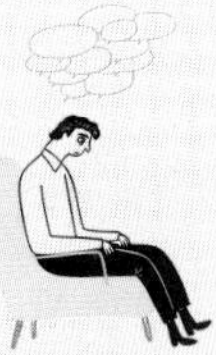

【推薦序】

# 焦慮，是你努力撐住自己生命的證明

蘇絢慧（諮商心理師；璞成心遇空間心理諮商所所長）

拿到莊博安心理師所寫的新書《慢性焦慮——焦慮，是過往未曾處理的生命創傷》，即被他書中所言：「焦慮是一種創傷」勾動我腦中的記憶，那是關於我在諮商工作中和許多焦慮症當事人接觸過的回憶。

想起他們面對焦慮治癒過程的艱辛，還有痛苦的身心反應所帶來的許多生活困境及不適。有些人無法如期地上學、讀書、考試，有些人無法維持穩定工作和社交。在生活現場中，不知道何時會突然被莫名的恐慌突襲，被迫暫停所有在進行的事務。

對人類來說，焦慮的體驗是普遍的，在生活中若是面臨了壓力或是威脅，安全的舒適圈受到了衝擊，勢必會引發不安和焦慮反應，為的是能夠盡快地找到解決的方法，找到安全的途徑。

然而，對深受重度焦慮而苦的人，承受的是複雜性的焦慮，則是由複雜型創傷後壓力症候群（complex post-traumatic stress disorder）造成的焦慮。它的定義為：不是由「當下」「單一」的危險引發，而是由「過去到現在」「多重」的恐懼所啟動。

也就是說，複雜性的焦慮反應，往往由古早以前某一些造成身心創傷的事件引起，牢牢地被大腦認定「這是一件可怕的大事」，雖說長大後理性判斷會知道事情已經過去了，或是現在的生活已經沒那麼糟了，但是行為和身心反應還是會即刻地深陷在過去受苦及受傷的情境中，不可自拔。

在這些複雜性的焦慮反應中，往往都有無數過去生活的陰霾，還有被我們埋藏在內心深處，害怕再碰觸的「痛苦且無助的記憶」。

曾經，我遇到一位中年男性學員，在聆聽了我課程中的內容後，向我表達困擾許多年

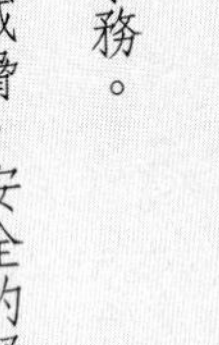

的問題，似乎當下找到了一些線索，來探究自己究竟怎麼了。

那是關於他下班後回家，若沒有看見妻子將晚餐的飯菜準備好在飯桌上，他就沒來由地發脾氣，怒不可抑。

他的妻子見狀，覺得害怕，也總回覆他：「這有什麼大不了？再過一會兒，晚飯不就會弄好了嗎？你需要這樣嗎？」

但他就是說不明白自己怎麼回事。他可以感受到自己很不舒服，好像有種能量在他體內沸騰，熱滾滾的讓他極為煩躁，無法冷靜下來。

在那一堂課，我們講到早年經驗中，一些未被察覺、未被處理、未被安置的失落及創傷，會如何在我們的生命內部形成一種情緒按鈕，在還未意識和覺知清楚的情境中，感覺看到影子就按鈕，激發出一連串焦慮不安的反應。於是他回頭去尋找早年最感到痛苦及想避免的經驗是什麼，突然連結到「餓肚子」。因為過往的年代，家庭貧窮的緣故，父母總是早出晚歸，放學後的他總是挨餓地等著父母回家，才可能有些食物可吃。

在那些餓肚子的時間裡，忍耐及承受挨餓的他，事實上，也在承受情感的忽略。對幼年仍需要成長關注的他來說，那是一次次心靈傷口，也是一種生命受到威脅，無法安心的處境。

在聽到他的早年生命故事之後，我回應了他：「你好努力地讓自己活下來，即使處境艱難，你還是把自己撐下來了。那些煩躁和焦慮而出的憤怒，是在替當年的你叫屈呀！你需要好好地看見和聽見當年承受這些痛苦的那個孩子，他是多麼無助和孤單。」

莊博安心理師在這一本書裡，整理了許多焦慮類型的例子，能讓我們覺察出焦慮的蹤影。不論從行為方面、情感方面或是認知信念方面，焦慮都可能正與我們密切接觸，但差別是我們否能覺察出焦慮，知道自己正在發生焦慮，促使我們再次和自身的創傷開啟接觸和對話，不讓自己的情感封鎖，以致身心都要承受極大的痛苦壓力。

如書中所言：「我們對於創傷的記憶大多是堵塞的，也無法賦予意義。我們在創傷中是迷惘的，能夠回憶，但沒辦法整理，所以寫下來或說出來就顯得很重要，這能夠讓自己或他人重新整理，並提升對自己生活與生命的覺察程度。當自我覺察提升，才能有自覺感受到自我正處在什麼樣的焦慮中，這是讓感覺歸位的過程。」

創傷的治療要先從創傷知情開始，若我們對自身所承受的創傷毫不知情，無法了解究竟在我們身上發生過什麼，我們就很難理解和撫慰那獨自忍受痛苦和掙扎歲月的自己。

身為一位心理健康倡議的專業工作者，我自始至終都相信心理諮商和治療是我們愛回自己的行動過程，也深信修復和整合個體生命是可能的。

謝謝莊心理師這一本書分享出這樣的能量，讓現代焦慮的心靈有被深度理解的機會，能夠重新被看見、被整理，讓早年很難承受的經歷，能有允許被好好感覺，也好好安放的權利。

【自序】

# 我如何從強迫症、焦慮症、憂鬱症等黑色深淵中走出來？

「你怎麼不乾脆去死啦！」

當我強迫症最嚴重的時刻，家人對我說了這句話。

我從小容易焦慮不安，每一件小事都會思考很久，縈繞在腦海中，揮之不去。上了高中後，強迫症開始明顯地困擾我，自覺不斷重複同樣的行為，卻停不下來。自我貶低與呼吸急促感一次又一次猛烈地侵襲。

不難想像，我對自己的價值感落至谷底，對生命的盼望，也是。因此也同時伴隨嚴重的憂鬱症。

前面那句話一直被我記在心底，但老實說，當時我感到的並不是被批評，反而覺得「原來還

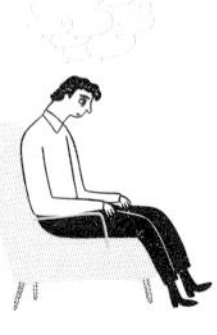

有這個選項」，也感到釋懷。

後來，我沒有多想，直到進入大學和心理師稍微談起這段經驗，才重新理解當初的我在想什麼。這些事情也就繼續放著了，鮮少和他人談起，因為我知道，談了，也很難懂。

但我一直知道我要寫一本關於焦慮的書，我覺得這是能幸運走過這些經歷的我的使命，尤其對於重度焦慮或強迫症的人來說，那種不被懂的感覺相當難捱。

有些人身處焦慮經驗，但無法訴諸話語，有些人有話語，卻無法變成自我理解，畢竟太困難、太困難了。

一個人遭遇強烈的焦慮與強迫症狀時，真的不曉得怎麼活，雖然最害怕的就是被毀滅的死亡感，但真的要去死也沒有足夠的勇氣。

對焦慮者而言，他還處在想要努力解決心中困擾的高能量期，直到夜半失眠疲憊時，或是對這條命也終於疲憊，就會摔入憂鬱期。通常是兩者混合，焦慮和憂鬱就是一個銅板的正反面。

這本書寫完之後，編輯和我討論可以再深化的地方，重新提到了死亡與焦慮的議題，尤其提到家人對我說的那句話，她說：「你還可以選擇死亡，這件事非常令人震撼，但你卻覺得安心了。是怎麼樣的一種絕望，能讓一個讀高中的年輕孩子會覺得死亡是安心的選擇？」

那時候我沒有多想，只覺得編輯太大驚小怪了。很痛苦的時候想去死，超級正常的吧？

回家後，我和女友說了這件事，然後，我見證了人類史上最快的落淚速度。她哭著和我解釋：「我沒聽過你講這件事情，我就覺得超級、超級心疼你的啊！」

那一刻，我意識到大家的反應和我不一樣。我才認真思考，「為什麼當時聽到家人叫我去死的時候，竟然能夠冷靜，甚至覺得能死亡就安心了？」

要回答這個問題，我要先大致說明當時的焦慮症狀和家中狀況（內文說明焦慮概念時，也會以我自己為例，所以這邊簡要帶過）。

在我的整個家族中，精神疾病是一件再正常不過的事情了。沒病的人才奇怪。因為大家整天都在爭吵、算計、暴力，人與人的界限模糊或僵固，各種奇怪的生理或心理病症發作。

我怎麼可能倖免呢？

從幼稚園莫名害怕單一事件到國中憂心所有事件，我的焦慮在高中被霸凌時，終於崩盤。

從強迫意念與強迫行為中迅速爆發，在每一項我看到或沒看到的物品產生難以言喻的連結，那連結是會殺死我，會從空氣中浮現出一條極度銳利的鋼絲，從我經過的地方劃去，割斷或刺穿身體的某個部位。所以我必須魔法般的揮手抵銷利刃、躲避看見鏡子以免沒看見的部分被截掉、數數與觸碰特定物品求平安、檢查每一個櫃子裡頭有沒有人跑出來殺人。

我變得好害怕死亡，雖然從小就怕，但沒像當時那麼怕。

同時也變得更需要清潔、把物品排整齊等許多強迫行為，像是洗澡就會花上三小時來掛毛巾、關水龍頭、用特定姿勢才不會讓水穿破我的椎頭——花在強迫行為的時間幾乎等於所有清醒的時間。

以上都不是譬喻，是我內心最真實的感受。

回頭觀看，這些「症狀」的爆發不是意外，而是長期創傷的累積堆疊。沒能夠在情感上得到認同的我，失去存在感。大人都處在自己的地獄，對我少有讚美，少有責罵，少有快樂；少有悲傷；或是就算有，我也感到虛偽或抗拒，因為實在太少太少與人有「真實互動」的經驗。

而切斷了外界聯繫的內在與死亡無異，漆黑而空洞，我衍生出極大的焦慮與恐懼。那利刃象徵著我沒辦法再取得重要他人的關注；那必須被抵銷掉的虛實，也如同現實世界中可能遭逢的生存威脅。

回到對我說「你怎麼不乾脆去死啦！」的家人，雖然我不會對任何人說這種話，但我也知道當時的自己真的很煩，需要好多好多的保證，各式各樣的強迫行為充斥在生活中，腦袋也沒有一刻能夠休息。

我知道他也是其中最為受苦的一位，但也是我最感謝的一位。許多時間都是他在照顧與包容我，而我知道那一次的話語並不是有心的。我接收到的感受並不是真的叫我去死，那是他也被焦慮攻陷圍剿後的逃生。

我很懂他的感覺，畢竟家族中籠罩的核彈氛圍，死亡已經是太常見的一件事，不論是有人喊著要自殺、有人已經站在高樓正要跳下去、有人拿菜刀要互砍。又或是，我每晚睡前，都想像著一種由激光雷射交織的密網，能夠瞬間把我的身體撕碎成回歸空氣的粒子。也因為如此，我沒有把那句話當作攻擊，而是一種選擇，選擇進而帶動了我的反思。

能夠思考，是所有心理困擾好轉的第一步。

那也是我自覺重度焦慮和強迫症好轉的首要時刻。

思考可以「解構」原先僵固的想法，也就是說，當一個人無法承受所扛住的重量時，他能如何突破「習以為常的困境思維」成為了改變的關鍵。而在減輕重量後，他可能不知道自己是怎麼改變的，然後又陷入同樣的困境循環。因此，若能反思自己是如何突破的，才可能「重新建構」原本被穩穩扎根且毫無彈性的想法，讓生命得以轉向。

在我身上，這句話聽似殘酷，但反而成為療癒我的關鍵。



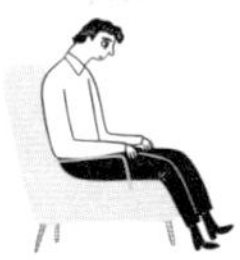

我心想：「是啊，既然能夠真的死去，那麼害怕死亡做什麼？」我在「生」中怕「死」，但正視死亡時，將其作為一道生命的「後門選項」，反而能積極地「活」。

「死」成了「生」的出口，跳脫了在「生」中的「死」，嶄新的自我在「死」中「重生」。

當然，說得容易。

這個過程是花費了幾十年的時間，蹉步沉重的幾十年。

許多人聽到我有嚴重焦慮和強迫症，而現在又能幾乎完全好轉的過程，都驚訝不已，尤其心理專業人士更覺得不可思議（因為強迫症極難治療，最多降低到剩下小幅度影響就不錯了）。每次肯定都會被詢問：「你是怎麼好轉的？」

這是很難回答的問題，我甚至不曉得有沒有辦法用語言或文字讓人瞭解。所以我大都說「我也覺得很幸運」，但我心裡明白不只是幸運。

如同經常有前來治療強迫症的個案問我：「這真的會好嗎？」我的觀點是，強迫症不只是一種「病」，也就沒有所謂的好或沒好。它是生命過程中的一種焦慮型態，並用特殊的方式表現出來。

強迫症在「診斷」與「理解」間，有著某種斷裂。前者是「外求」於某種標準程序的態度，卻忽略了面對每一個獨特的個體，必須深入觀察、體會以「內求」其真實的狀態（註），這個狀態即為「我是誰」。

因此，需要轉化的並不只是「病症」，而是一種令人焦慮、緊緊尾隨在生命路途上的「龐大模糊體」。

在我身上，好轉的過程就是不斷地釐清內心模糊的感受，像是：重新界定與家庭的距離、尋找情感間的信任與依靠、長期深入探索內心世界。這也讓我開啟第一次與心理師的會談，投入自己有熱情的運動與知識，以及真心替自己的努力感到驕傲。

我在生活中尋找各種人際往來與自我實現的機會，走出了舒適圈與畏懼、擔憂的框架，慢慢地，從心理治療的學習與實踐中看見自己的模樣。

這段歷程走了很久很久，我逐漸忘記要焦慮，然後，才重新覺察到自己已經不焦慮。

我將上述這些過程，用更多的文字寫成這本書。雖然每個人的經驗不會完全相同，但希望能夠拋磚引玉，讓同樣陷落在焦慮的讀者找到屬於自己的療癒方式。

註：許育光，〈切斷與復合——一段治療關係的敘說，反思與探究〉（2005），《輔導與諮商學報》，27（2），33-52。



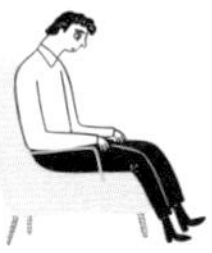

目錄

## 輯二 慢性焦慮的根源

目錄

## 輯三 我們都能學會好好照顧自己

# 前言

焦慮，作為人類最廣泛的一種經驗，指的是我們對未來的事情有所擔心。它跟現實的恐懼有所不同，恐懼是針對眼前的危險做出的情緒反應，但焦慮則是對未來的危險在情緒上預先反應，這讓我們有時間預備與防範那些危險。

心理學說明，當有外在刺激出現，像是喝醉會毆打家人的爸爸、巨型颱風登陸前、流行病大肆傳染的時刻，我們會焦慮，這是生物基本的生存反應，我們會保護自己免於受到這些危險所傷害。

但**現代遇到的更多狀況是，人們身旁沒有這些明顯的外在危險，但焦慮的反應仍然無所不在**，像是說話語速快到打結、擔心身旁的愛人隨時會拋棄自己、強迫性地檢查瓦斯門窗是否關



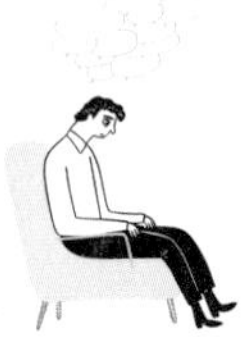

緊。

深度心理治療中，提供了一個方向指引我們，那就是這些危險並非全然來自外在，有一部分是來自內在。

我們曾經親身遇過或旁觀過這些危險情境的發生，於是烙印在我們心中，揮之不去。這樣的危險實在太過龐大，讓我們沒辦法消除外在刺激之後，內在的焦慮也隨之消除。反而，焦慮像是免疫系統一樣，原本用來抵禦病菌入侵，如今過敏（過度敏感）成為了困擾的來源。

這些焦慮擴及到生活中的每一個層面，包含在家庭中、職場中、友情與愛情中，甚至是獨處時。

焦慮是一切精神病症的根源，它是心智處在現實中的警鈴，傳遞一些訊號，關於我們的生活是否「真的」適應良好。

如果最初的焦慮沒有妥善處理，它就會變成一種待辦事項，經過心智的壓抑與扭曲後，讓擔心變得複雜，也難以找到根源與根除。

我自己曾身處強烈的焦慮中，尤其是高中時嚴重的強迫症發作，且併發令我幾近失去思考能力與行動力的憂鬱症。那是加乘的痛苦，在「強逼自己重複不斷開關門檢查」與「對自我和世界感到絕望的心靈癱瘓」之間的內心衝突，既煩躁得像隻抓狂的貓，又無力得像被安樂死前的狗。

我的心像一顆沉重的毛線球，它不是沒有線頭，而是線頭多到不知從何著手。死亡與存活在腦中輪轉，想像這些太累，但腦袋又沒辦法停止想像。

我只能在每天睡前祈禱，祈禱自己不要醒來。

我不斷地思考自己究竟怎麼了，在想像的生死中擠出理智，用每一分最後的力氣看書、問診、察覺自我。

當我與這些所謂的精神病症相處了二十多年，每次回首，除了感嘆與疼惜，也都發現它們不是偶然。

長大的過程中有太多受傷的痕跡，只是我從來沒有發覺，也沒有大人看見。

這些精神病症是打從我出生的家庭環境影響、國小到高中的人際互動過程，以及接收到的社會眼光與壓力等，每一個細微之處都決定了我會長成什麼樣的人。

儘管這些症狀帶有先天遺傳，但更多是後天環境的影響。我們能透過有意識地覺察與分析，更清楚引發自己負面情緒的事件，而非歸咎於運氣或其他莫名的因素，只能任由焦慮掌控。

焦慮的感受總是被壓抑入潛意識，掌控了我們的性格，然後，焦慮變成一種慢性疾病，充斥



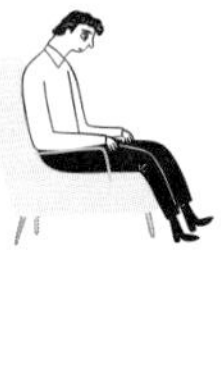

在我們每一個想法與行為中，直到某個壓力爆表的時刻，引發成嚴重的精神病症。

我們的焦慮情緒與形式，大多是從與人相處的學習而來。而家庭作為我們第一個人我互動的場域，也具有最深層、最廣泛的影響。

尤其主要照顧者對仍是孩童的我們、對其他人的情緒和行為，以及對無常生活的態度，會被孩童潛移默化地融入他的心智，成為他性格中的一部分，再透過外在事件的誘發，將那些主要照顧者的反應給表現出來。

另外，還有一個部分是焦慮心理書籍經常略過，但卻重要到無法忽視，那就是我們的社會文化與經濟體系。

這些大環境因素決定了多數人會用什麼眼光看待我們，也當然影響了我們的父母輩如何接收後再灌輸給我們。

這是一本從我自身經驗出發，加入眾多在生活中、諮商中第一手觀察到的現象，描繪焦慮和強迫徵狀的深層意涵。最後，回到我們和他人之間的關聯，了解一個人如何被對待，如何看待這個世界，以及如何重新整合這些經驗。

以我自己為例，就是我如何從遠離人群、強迫症、焦慮症、憂鬱症、胃食道逆流、喉嚨灼燒、難以喘氣，種種的黑色深淵中，一步一步走出來的過程。

**這是我重新成為一個人，然後再成為一名心理治療師的經驗談。**

這是一件很困難的事情，不是說變就變的，也不是成為了就一直是那個樣子。

生活有很多的苦難，需要不斷地克服、不斷地解開看似死結之處，結果你發現它仍是死結，只好想辦法接受它。

接受，是一件更困難的事。

在我的成長經驗中，太多事情難以接受了，不管是症狀本身難以接受（每天重複強迫行為八到十二個小時），或是當初的我還無力承受（被嚴重精神疾病的家人所擾、被重要他人批評不配當人），都引發我嚴重的負面情緒。

這些情緒很難用焦慮或憂鬱來概括。如果說只是焦慮或憂鬱，那可能還好處理。問題是，絕大多數的焦慮或憂鬱都不是用一個病名就能說完，那是由家庭、友誼、愛情、自我價值等等的否定匯聚而成。

後續的章節中，我將談到這些症狀的樣貌、焦慮轉變成慢性焦慮與各種精神病症的過程，以及它們更深層的內涵。

唯有知道我們為何被困住，且在重蹈覆轍時，提醒自己別又掉入死胡同，也才會記得循著逃



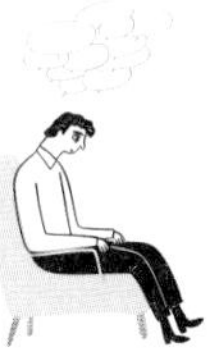

生路線走出來——當然，這一切肯定不輕鬆。

因此在本書中，第一章會從最顯而易見的關係焦慮、職場焦慮、金錢焦慮談起，論及焦慮衍生出的精神疾病。第二章將焦慮拆解，瞧瞧裡頭的完美主義與災難化思考，且一路分析推回至孩童時期的幻想，以及與父母相處時的關係焦慮。第三章則是從拆開的焦慮裡，找出可以重新組裝與修復的成分，讓你敏感於自己的焦慮，也才能調整自己的情緒。

其中，我也會以自己的經驗作為例子，呈現出主觀意識中的焦慮樣貌。這與我的心理治療觀點一致——心理師並非只是冰冷的旁觀者，而是富有真實情感的同行者。心理師也會哭笑，也會焦慮擔憂恐懼。再多的理論也敵不過現實情感的打擊，但是我們可以試著讓生活不那麼痛苦，甚至，有時能與它們和平共處。

冀望這本書的出版，能夠帶給同樣敏感不安的人更多沉澱與思考。

備註：書中提到的所有個案皆以想要說明的核心概念，加上多數人的經驗所虛構出的人物，並依序以A到Z開頭的英文名作為個案的名字。若有任何個案背景或議題與你或認識的人相似，那表示你與該議題有所共鳴，絕非指涉特定的人事物。

# 輯一 什麼是慢性焦慮？

## 慢性焦慮的背後是害怕與不安

通常我們很少探索焦慮下深不見底的原因，
反而用上網、吃大餐、大量飲酒的方式掩蓋，直到下一次的焦慮再次爆發。

焦慮，是一切心理問題的根源，也是過去一百多年間，深度心理治療不斷嘗試破譯的謎題。

著名的精神分析師羅洛・梅（Rollo May）說：「心理治療的核心問題在於焦慮的本質。」為什麼說核心是焦慮呢？因為它是一種心靈將堵塞的能量改由灌注到其他事情上的現象。

堵塞時，若我們沒辦法解決，意識中就會不停思考、不停感到煩躁，也不停地為了緩解內心混亂而做出許多逃避或麻痺自我的行為。



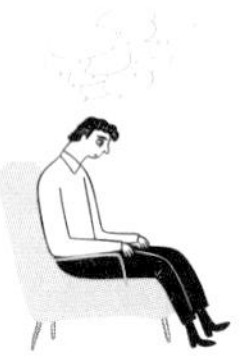

既然堵塞了，那麼可以繞道而行嗎？當然可以，但原本的事件倘若沒有得到處理，那麼，我們就只是將它壓抑，而壓抑久了，就容易爆炸。表現出易怒，一點點小事就影響整天的心情，內心總是感到脆弱……

雖說焦慮是其根源，但它也只是這些根源的「泛稱」，細緻一些地說，它**可能是不被愛的焦慮、失去連結的焦慮，以及被否定自我價值的焦慮**。

這也是為什麼我想要出版這本書的目的，也就是讓人更了解所謂一般的焦慮和造成困擾的焦慮的不同。在書中，我稱作「原初焦慮」與「複雜型焦慮」。

## 原初焦慮

原初焦慮是當我們遇到潛在的危險，很自然地會出現預期性警覺反應。

原初焦慮有以下幾個特點：

1 焦慮與現實中的事件大致符合比例。

2 能感受到自己的情緒與變化，較少將情緒壓抑，允許自己表達情緒，能夠適當地宣洩。

3 未被心智使用其他防衛機制，加以扭曲變形。

4當外在壓力減少後，焦慮也跟著減緩。

原初焦慮是人們普遍的經驗，每個人在生活中面臨壓力、威脅、兩難、病痛時，肯定會遇到的情緒反應。

## 複雜型焦慮

複雜型焦慮則是由複雜型創傷後壓力症候群（complex post-traumatic stress disorder）造成的焦慮，它的定義為：不是由「當下」「單一」的危險引發，而是由「過去到現在」「多重」的恐懼所啟動。

複雜型焦慮有以下幾個特點：

1焦慮與現實中的事件不成比例。

2有些人難以感受到自己的情緒與變化，較多時刻將情緒壓抑，不允許自己表達脆弱，無法適當地宣洩。經常被內在創傷引發連續模糊的焦慮感。

3心智使用其他防衛機轉，加以扭曲變形，可能演變成其他情緒或精神症狀。

4當外在壓力減少後，焦慮並不會減緩，或是馬上轉移到另一種現實中的壓力。



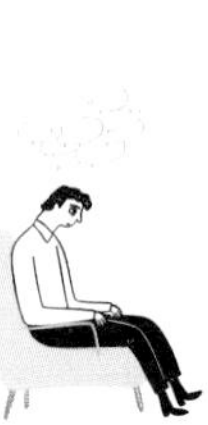

**慢性焦慮是沒有處理的複雜型焦慮，它逐漸變成一種性格**，不會因為事件過了就好轉。

焦慮成為你的生活常態，各式各樣的事件都能讓你焦慮不安。漸漸地，焦慮變成一種習慣，雖然很少爆發嚴重的恐慌，需要急診，但會讓你的生活過得不順心，且會出現在你最在乎的事情上，也就是你擔心出錯會完蛋的事件。

像是因為害怕讓爸媽失望，因此每次考試前都會拉肚子；即將要結婚的伴侶似乎想要分手，因此覺得不安時就會奪命連環call；只要沒有達到老闆的期待就會被裁員，因此拚命工作，不讓自己休息。

人不會一直處在焦慮中，除非有事情讓他持續擔心受怕，而這些事情通常不會是當下的事情，是我們心底恐懼過去的事情將在未來重演，因此持續讓自己保持在警覺狀態。

這份恐懼，若會持續很久，那我們會將過去的那些事件稱作「創傷」，因為讓你當下痛過，還烙印在心中，揮之不去。

## 慢性焦慮的背後是害怕與不安

**焦慮是創傷後最明顯的困擾**，因為創傷會產生「一朝被蛇咬，十年怕草繩」的警覺心境，**我們會不斷產生與現實不符比例的焦慮**。

就像有一種餓叫做「阿嬤覺得你餓」。這份擔心如果與外在現實明顯不符（家中經濟狀況良好，你也每次都吃很飽），且不成比例的被放大（阿嬤總是給你三倍分量的食物，還跳腳覺得煮不夠）。可能她的過去曾親身經歷這些困境，在當時對她造成深刻的心理傷害，再加上殘忍，但也常見的是，當初沒有人能夠安撫她受傷受怕的心靈（阿嬤的爸媽都忙於工作，沒空給予照顧）。

因此，未來有可能發生這些狀況的每一刻，她都要時時提防落入困境，也就變成了一種慢性焦慮（阿嬤總是急著問你有沒有吃飽、錢夠不夠用）。

慢性焦慮的背後藏有多種過往的害怕與不安，導致你做出連自己都覺得不理智的行為。許多人會把慢性焦慮歸咎於某些「大事」，例如如果你問阿嬤，她也許會說，年輕時有一餐沒一餐，導致現在很注重溫飽。

這有一部分是對的，但那些時刻是屬於一種原初焦慮。事件過後，慢慢會復原。如果沒有，而且現實條件好轉，但焦慮還越來越嚴重，肯定伴隨其他大大小小的事件，例如阿嬤當初的媽媽持續鄙視她，男友也因為看她沒錢而轉為冷淡、分手，而這些關係中的不安，其實早就不斷發生，只是在有一餐沒一餐時，讓關係中的傷害加劇，也讓有一餐沒一餐變成阿嬤口中嚴重的焦慮事件。



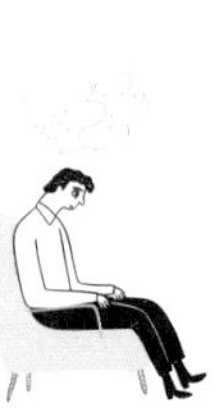

**但其實是各種「大事」、「小事」累積，演變成複雜型焦慮，且沒有處理這些事件與情緒，最終變成一種情緒上的慢性病。**

## 用上網、吃大餐掩蓋焦慮

我們通常以為「大事」造成焦慮性格，但事實上，有更多被我們壓抑的「小事」剛好找到一個出口，在發生「大事」時，連帶將「小事」的情緒通通傾洩而出。

整個人生中讓你感到責任感越重的事情，越會讓你焦慮，也越容易發展出失控的行為。但我們的大腦傾向把這些事件歸納為「小事」，或是因為必須做，所以不應該是個問題的事，也不容易被我們想到正被這些事情嚴重影響。

像是從小不斷接受父母期待的孩子，他或許覺得痛苦，但仍會盡力滿足他人的要求。後來，他考上好學校、找到好工作，這些事也早就拋諸腦後了，只是當焦慮一來，他就會尋找「當下最值得焦慮的事情」當作原因，像是工作交不出報告、男友又已讀不回、孩子又在哭鬧，這些事情真的令人不安，但通常的狀況是，就算解決了這些事情，心理的煩躁感並沒有因此降低，因為根本上來說，**「當下最值得焦慮的事情」反映的是，擔心達不到他人期待、深怕不被重視、總責備自己沒做好之焦慮性格。**

只是，通常我們很少探索這些深不見底的原因，反而用上網、吃大餐、大量飲酒的方式掩蓋，直到下一次的焦慮再次爆發。

傷痛的記憶會隨時間遺忘，但**感受會殘留下來**。

生命的苦永遠不會隨時間消失，只會隨時間累積酸澀，直到某個時刻，讓人再也不想接受那份苦。

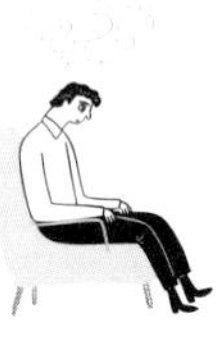

# 哪一些行為，我們是為了降低焦慮而做？

當你發現自己選了此篇表格裡越多的「行為」，表示你內心有越多的焦慮。

## 我們常對生活裡的苦澀視而不見？

後續的篇幅，我們會一起來看看複雜型焦慮衍生出哪些常見的處境與精神疾病。

在此之前，你可以先透過下列常見的行為，檢視自己的生活，找找看是否有很多的「苦澀」，只是平常很少發現與處理這些「苦澀」。

你可以將行為的動機拆解，看看其中的心理成分包含哪些，是為了降低焦慮而做。例如下頁的表格：

| 行為 | 表面上看起來 | 真實的內心狀況 |
| --- | --- | --- |
| · 工作回家後大吃大喝 | · 犒賞自己 | · 補償工作上覺得無意義的空虛？ |
| · 一個人時，刻意調大音樂聲 | · 享受音樂 | · 掩蓋內心的不安？ |
| · 購物節大肆採買 | · 生活所需 | · 為了得到滿足感？ |
| · 將家中打掃得一乾二淨 | · 真的髒了 | · 轉移報告寫不出來的擔憂？ |
| · 整個晚上都在打電動 | · 讓自己放鬆 | · 逃避要面對家人的焦慮？ |
| · 無時無刻都掛著耳機 | · 享受音樂 | · 難以處理心中浮現的負面情緒？ |

當你發現自己選了越多表格裡的「行為」，表示你內心有越多的焦慮。

這些行為沒有不好，也通常是混雜了多個面向，不會只有其中一面的因素。但當你能從中發現因為焦慮誘發的成分時，也能減緩過激行為的產生。

## 習慣用酒精、藥物，掩蓋焦慮不安

尤其人們在性慾、酒精、藥物、偶像與科技崇拜方面，通常是用來減緩生活壓力的特效藥。我們習慣透過社會或同儕認可的「正常」方式，來掩蓋內心的焦慮不安。

只是，當這些行為開始具有「強迫性質」的時候，也就是你覺得不去做就會渾身不對勁，煩躁且坐立難安，甚至有時候你自己都不想去做，但



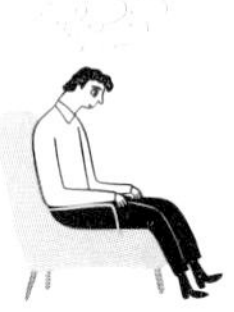

得讓自己做了才會心安時，這也是**複雜型焦慮被誘發的時刻**。

其中可能包含了更多影響自我價值或是生存的因素在裡面，而非像是原初焦慮處理完就沒事。

# 情緒窒息

## ——把情緒壓回去，不想，也不敢表達

你只能一遍又一遍地大口喘氣，不敢見人、不想見人、在人群中總是用討好的姿態在求饒。

不論是感受到哪一種焦慮，它總像是壓在心頭的大石頭，堵住能夠喘息的管道，把人揪住。

我曾形容那種感覺是：身處在鋁罐中，外頭有一隻殘忍的手用力擠壓，身體感受到莫名的緊繃和疼痛，耳朵彷彿聽到尖刺的喀嘰喀嘰聲，讓人需要費盡力氣才吸入一口空氣，而剛吐氣後，下一口氣同樣難熬。

有時候想說乾脆算了，但又不甘心這樣死去。



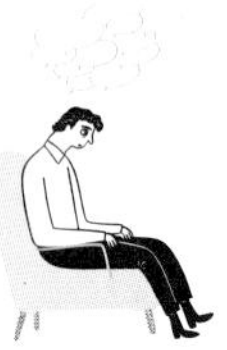

另一部分的人，他們明明生氣或難過了，但表達出來的只是沒有表達出來的冰山一角。內心的他，早已將這些情緒壓回去，再也不想，也不敢表達。

## 負面情緒需要面對與處理

情緒窒息是當負面情緒表達不出來，但又感受到有強烈的不舒服感壓在胸口，或是被壓迫到只剩下特定一種情緒，而且是你也不喜歡的負面情緒，最後只能用不讓自己有情緒來面對周遭環境，才不會引起心裡極度的不舒服。

這是一個痛苦的過程，畢竟沒人喜歡把不好的事情再經歷一次。只是如果不處理，它就會不斷輪迴，讓我們永遠處在自以為能夠逃得了一時，也逃得了一世的幻覺中。

## 找回感受情緒的能力

不論是在幻覺或是負面情緒中，都會有種生活被壓住的感覺，就像是窒息一樣。

生理上，每一口氣都需要用力地呼吸。心理上，你感到被拘禁在漆黑的地牢。此時唯一的反應是：求生。使得你只能一遍又一遍地大口喘氣，不敢見人、不想見人、在人群中總是用討好的姿態在求饒。

如果說情緒勒索是發生在人際之間的一個現象，那麼**情緒窒息就是提醒我們要將關注擺回自己身上，感受自己的內在情緒後，做出調整**。

當我們找回感受情緒的能力，也才有餘力劃分舒適的心理界限，與他人建立能夠獨立與依賴的互信關係。

我們也才曉得，如何自由地去愛人與被愛。

# 切斷情緒

## ——沒有情緒的Andy

「我知道我的焦慮是爸爸過世後，讓我覺得被拋棄。」但即使說到對爸爸的感覺時，他也矢口否認還在難過。

情緒是心裡產生波動時的一種內部訊號，它帶有大量的訊息與能量。

如果能解讀這些情緒訊號的意涵，我們就能將情緒當作自我的燈塔，保護與引導自己往合適的地方前行。

許多人正在焦慮，卻渾然不覺。因為這種不舒服的感覺被壓抑在內心習慣了，但仍有一種微微顯露的情緒，會以不同方式現形，像是不斷分散自己的注意力、沒辦法靜靜地坐著、不讓自己閒下來。

直到某天，一些壓力或爆炸性的事件讓你沒有心力再去壓抑那些感覺，於是變成了各種明顯的困擾或精神病症。

## 情緒不見了，只剩莫名的焦慮

避免負面情緒意味著逃避一部分的自我，也就難以看清自我真實的期待與渴望是什麼。一部分的人會麻痺自己的感覺，尤其是面臨巨大的事件，可能是家暴、性侵、霸凌，或是分手、破產、家庭失和。

各種大大小小的創傷都會讓我們為了要保護自己避免崩潰，因此切斷情緒的知覺，以暫時抵擋爆炸性的情緒襲來。

這在創傷期間，是可行的。但**人們不會因為度過創傷就能把內心的模式調整回來，相反地，人們會繼續帶著切斷情緒的內心過生活**。

直到某天出了問題，才發現他的情緒不見了，只剩下莫名的焦慮。習慣性地檢查門有沒有關好、認為其他人都瞧不起他，或總是在夜裡暴食酗酒……

現實是具有快樂與成就，但同時也帶有傷害與未知。倘若有人想要追求完全沒有負面情緒的人生，那肯定會過得很辛苦。

## 他「知道」心裡痛苦，但「沒有感覺」

例如以下的案例：

Andy是一個極度有條理的人，他從事身心靈療癒的工作，教導別人緩解痛苦。但對Andy來說，一直有一份痛苦是他「知道」，但卻「沒有感覺」，如同他在諮商中會說：「我知道我的焦慮是爸爸過世後，讓我覺得被拋棄。」但即使說到自己在爸爸的喪禮後就無心工作，他也矢口否認還在難過。

Andy的情緒態度並非平穩，而是有距離。像是用一個防彈玻璃罩住那個經驗，你可以看到它在裡面爆炸，但被拿到很遠很遠的地方，幾乎看不到，且聽不到聲響。

## 一有負面情緒，就大吃大喝

Andy實在不想受到負面情緒的困擾，只要有微微一些，他就難以承受到需要大吃大喝來發洩。

終於，Andy率先提出想要完全不受世間紛擾所苦，想要切斷所有讓他感到喜怒哀樂的來源，這是他逃避情緒的終極手段。

在某次媽媽對他要求賺更多錢的時候，他受不了了。他切斷所有外界聯繫，去了山中的寺廟修行。

半年後，我再次接到他來訊，想要繼續諮商。因為在山中的四個多月，即使沒有外界的干擾，但當他看到泛黃的落葉飄墜、烏雲擁擠得無法喘息、寺廟住持過世，這些世間自然地流轉都會勾起他的難受。

另一方面，回歸一個人時，沒有外界的紛擾，卻讓Andy內心的暗潮更加劇烈湧現。因為沒有外界訊息讓他轉移注意力了。

## 無法展露害怕，但害怕的情緒仍舊存在

種種創傷使Andy回到現實中。Andy再度回到諮商室，因為他了解到，那些**痛苦的來源不是目前的外在世界，而是過去造成千瘡百孔的內在心靈**。

過去是痛苦的，浮現在腦海中，也會讓人擔心痛苦可能延續到現在，所以我們變得害怕

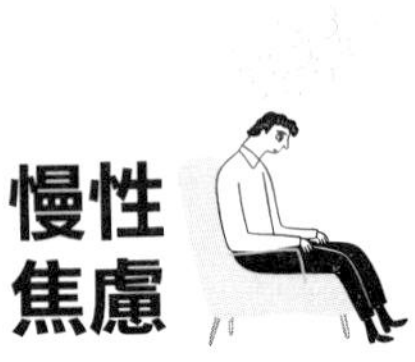

回憶。

但當害怕被壓抑，反而會變得模糊不清且瀰漫到各種事情中，也變成了焦慮的感受。

對Andy來說，他仍舊害怕想到家中的苦難，但他卻沒辦法展露害怕。

為了要顧及面子、為了不被嘲笑，以及從小養成不能表現脆弱面的習慣，令他想不起害怕的家庭事件。

回憶通通躲到潛意識的結果，就是害怕的情緒仍舊存在，但不曉得自己在害怕什麼（雖然他會說家中有些事情讓他很難受，但大多模糊且難以想起）。

Andy不覺得自己焦慮，但他來諮商的目的是想要挖掘潛意識中的痛苦。

這是一個很弔詭的訴求，因為當他用理智一直在說自己痛苦，情緒卻是極其冷淡。

Andy也努力地避免人際相處，因為常常一點小事情就會激怒他，讓他變得沒有朋友。

Andy一發現自己在生氣時，就會馬上切斷情緒去討好對方，異常地強烈表達正面情緒。

**複雜型焦慮讓你變成了一個敏感的人**。也許你會常聽到身旁的人說：「感覺你很容易生氣」、「你可以放輕鬆一點」，就連你都會形容自己「我就是容易鑽牛角尖」、「我很膽小」。

但也有另一群人，他們完全切斷自己的感受，因此表現得極端理智，讓人幾乎感受不到情緒和情感。

還有最後一群人，他們習慣用正向情緒掩蓋恐懼。剛相處時，會覺得他們好樂觀，但久了會發現，那並不只是正向或樂觀，裡頭摻雜了許多否認現實的質素。

當他們撐不住時，通常會比其他人更為崩潰。

# 關係焦慮

## ——害怕失去的Becky

「你真的愛我嗎？」Becky問男友。

「你要我說幾次？我明明就對你那麼好，也都盡量按照你的要求了，但你還是沒安全感？」

什麼狀況最會誘發焦慮呢？通常是那些最讓我們在乎，我們最害怕失去的情境。而情感作為人類生存的必要條件之一，肯定也會誘發最強烈的焦慮。例如諮商室中常見的例子即是：與伴侶分手、外遇；想分卻分不開、想合卻合不了。家庭關係中則是：爸媽的情緒勒索、照顧者的批判或不重視、強迫自己符合家人的期待。

「害怕失去」是前述狀況共有的特色。我們雖然不喜歡特定的關係，但仍想在關係中得到愛與照顧。

## 我們好害怕不被愛

我在前一本書《為什麼我們總是愛錯？》寫道：「愛的對象……（最初）是從小最親近的人，肯定會『愛』很久，需要不斷『找人來代替那份愛』，並且『彌補那份愛』，只是這不像當下生氣這麼明顯的情緒。未被滿足的愛難以輕易獲得滿足，所以被壓進潛意識中，轉移情感的對象。**當初沒得到的關注、認可、尊重，日後不斷透過某種變形的樣子拿回來。**」

我們都好害怕不被愛，更恐懼不再被任何人敬重與在乎。當我們感到一段關係變得不完整時，焦慮感隨之而來，因為我們也感覺到自己變得不完整了。

例如以下的案例：

「你會不會哪天不愛我了？」Becky在每段感情中都怕不被重視，需要對方強烈的保證。

「不會，我會一直一直很愛你！」男友每次也都能做出承諾，尤其是新交的男友。

但焦慮的Becky並不會因為對方保證一次就消除不安。

Becky太害怕自己的存在被取代，因此會做很多的事情取悅男友。例如親自下廚做便當、生日都有盛大的驚喜派對、學習新奇的性技巧。

這些事情雖然也讓Becky樂在其中，但很多時候，明明工作已經夠忙、夠累了，還要再熬夜到凌晨，讓她也覺得談感情很辛苦。

「你真的愛我嗎？」Becky負荷不了時，就會在平淡的日常冒出這句話。

「你要我說幾次？我明明就對你那麼好，也都盡量按照你的要求了，但你還是沒安全感？」

大多數男友最後都會出現相似的反應。

因為再多的保證，都無法讓Becky安心，這讓男友們極度沮喪。

## 強迫式的要求保證

事實上，Becky問出口的同時，她心底知道自己一直問很煩人，而且對感情有害無益。

但她一方面覺得這也是測試對方的真心，另一方面，則是被焦慮感驅使而無法停止。

這些強迫式的要求保證，每一次都無法讓Becky累積心中的信任感，所以感情到了最後，反倒是Becky受不了對方無法再保證。

她感到太不安，而先提出分手。

● ● ●

**焦慮者經常將大量的緊張傾倒在他人身上，最親密的伴侶便容易成為接收者。**

對焦慮者來說，他需要有人分擔他的不安，有人能夠替他負責，替他處理人生的難關，不管那是打蟑螂、決定職涯發展，或是透過結婚消除不安全感。

他的不安達到了極為驚恐的程度。他害怕自己的選擇是錯誤的，只能要求旁人替他決策。

但這讓旁人產生許多不滿，認為焦慮者任性與不負責任，甚至感到被情感綁架（你如果不……我就……）。

以Becky來說，她常對男友說：「你如果不說愛我，我們就分手。」

但對Becky來說，**她展現得有多強勢，內心就有多害怕**。

# 金錢焦慮

## ——不能休息的Claire

她要用更多的努力，證明自己是夠好的人。

只是，匱乏之中的努力只會換來更多匱乏，因為永遠沒有足夠的那天。

在現代社會中，薪水代表的意涵是：多少錢能夠讓你甘願付出勞動。

然而，這個**個人的「價格」**，**卻也在資本社會中被扭曲成個人的「價值」**，因此，有多少的財富累積，也就是他的車子、房子、存款等「身價」，變成了大眾有多敬畏一個人的準則。

## 當外在的累積＝自我價值，就是焦慮的起點

社會眼光影響個人的自尊，他開始也會以同樣的標準看待自己——能賺多少錢，能爬到多高的位置，能累積多少的資產。

他對於自己外在的累積等同於內在的自我價值時，那就是焦慮的起點。

他會開始害怕失去，與他人產生競爭性的關係，也會不斷評價自己是否滿足了他人的期待，這些，都讓他把自己「人格」與「成就」的「好」與「不好」連結起來。

他需要不斷與他人比較，才能了解自己的努力是否足夠。這種需要反覆確認的行為和強迫症有著類似的特性，只是當他以社會能夠認可的行為表現出來，就不會被貼上精神疾病的標籤。

但他的內心卻是同等程度的焦慮，使他不敢停下來。

他無時無刻努力工作，休息的時間感到罪惡萬分。假如有空閒的時刻，他也會感到極度不安。

## 當一個人必須符合他人的期待……



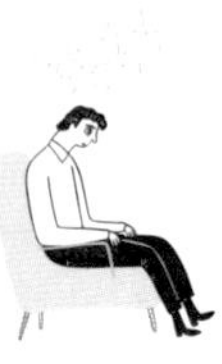

**假設一個人對自我價值的判定，絕大多數來自於未知且無法掌握的他人眼光，那麼，他注定變得焦慮**，因為他永遠沒辦法知道，自己是否已然足夠。他會慢慢說服自己「我必須符合他人的所有期待」。

尤其是富裕家庭中的孩子，他們經常被高度控制欲的父母掌管，既無法脫離父母給的資源，也難以達到父母的成就高度，更不用說要超越父母。

對這些孩子來說，他要忍受違背控制後的生存威脅與嘲諷，因此寧願說服自己「我必須接受爸媽的期待」，也難以付出逃離的代價。

但是，他仍舊會持續抱怨，也持續焦慮。

有些人終其一生活在父母的陰影底下，有些人以嚴重的精神病症展現。

## 金錢等於一切，烙印於心？

叛逆的成因也在於此。當孩子在國高中階段，突然接收到外界有人可以如此做自己的時候，他也會這麼思考和行動。他真正想要的不是「不聽話」，他只是想要脫離父母的控制。

但在長大一些後，那些叛逆的思考又會被教育體制壓制，使他回歸順服的「正常」道路。

此時的他，已經將「努力考好成績」、「拚命賺錢往上爬」內化成自己的思維。他將更強烈偏執地認為需要滿足父母的期待。

除非他能在叛逆或是重新尋找自己的過程中，得到強而有力的支持，走出一條自己的路。

他能體悟到自己內心的感受和他人的期待，是同等程度的重要，但這很困難。畢竟這要顛覆從小被灌輸「金錢等於一切」的認知模式，而這種模式，卻早已烙印在他內心對自我價值的感受上。

## 工作是現代人用來舒緩焦慮的最合理方式

工作是現代人用來舒緩焦慮的最合理方式，如同過去不被接納、被比較時，透過努力，在課業上拿到好成績就能讓外人閉嘴，且讓他們維持對自己的愛。

但這也常是慢性焦慮的起源，因為不論是課業或工作，「所有事情」「不斷」讓焦慮者感到「我需要隨時注意自己的言行舉止，因為每一刻都可能被評價」。

他變得容易緊張，講話速度快。課業或工作雖然暫時減緩了焦慮，但卻沒有解決內在的


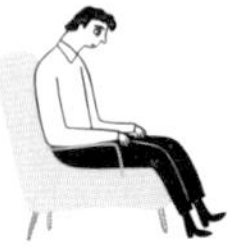

糾結感受。他只好讓自己持續於外在的努力，維持他人對自己的良好評價。

而當有新的事情需要努力，他又會想著「我會不會失敗」、「我得同樣努力，讓他人看得起我」，於是，相似的過程從課業轉移到工作，再轉移到其他事項。

雖然**每一刻的成功都看似緩解了焦慮，但焦慮只是被當下的喜悅壓抑了。焦慮很快又會流竄到其他事項**。

## 因為恐懼，更賣力工作

金錢焦慮是整個文化都叫你應該要有的。例如強調趕緊存錢買房、下流老人的概念興起、赤貧線提升，也難怪書店賣最好的大都是投資理財書籍。

而**這些「學習」通常會被正當化**，讓人難以察覺其中的異樣，**讓你覺得真的是自己不夠好**，然後堆在你個人的工作分量會越來越多，並變成常態（看看超商店員），鼓勵競爭而非團結（公司業務的排名被大刺刺公開，反觀小學生的成績單都需要匿名了）。

因為焦慮感提升，會出自於恐懼而更賣力工作，但卻讓內心長期處在不穩定的狀態。

## 工作成就代替情緒感受

傳統思維中，男性需要背負更多的金錢責任，他的成功保障了他的社會尊嚴與家庭地位。

當他焦慮時，他沒有學過怎麼消化那些莫名的情緒，他只知道唯一讓他快樂的方法——賺更多的錢。於是，工作成就代替了情緒感受，使他越來越不知道如何面對人生的苦難。

在年老時，更發展出極端的禁欲（小氣的有錢人就是一例），其背後是被強烈的焦慮所推動，成為個人行為的習慣。

但**他需要的，其實只是父母多一點的愛**。

## 沒有人能逃脫「被比較」的命運

金錢暫時填補了家庭破裂後的情感真空，讓人們感到有所成就，讓一切憂慮如浮雲般消失。

成功、賺更多的錢、爬升更高的官階，焦慮被現代社會合理化了。被我們的祖父母輩吸收，傳遞到我們的父母，也重製再現於我們的心中。



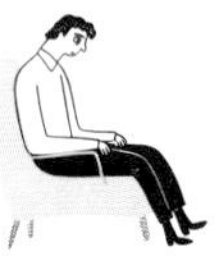

人與人的惡性競爭變成商業模式的主要目標，也是最常見的生涯焦慮。沒有人能夠逃脫「被比較」的命運。

但我們內心實際渴望的可能都不是「那麼成功」，至少不是多到必須服用抗焦慮藥物才能睡著的工作。

那通常是一種補償，補償曾經歷過的困境，讓現在的自己即使痛苦，但還是不敢停下來。

**社會文化必然占據個人焦慮中重要的一環**，個人的焦慮受到他的文化背景支配，文化又是由歷史發展的脈絡下所形成。

我們需要看清自己身處什麼樣的時空環境，其又會帶給全體人類什麼樣的壓迫性影響，才能知道自己如何在其中騰挪出空間，得到相對應的自由。

## 購買是撫平焦慮的強迫行為

二〇一七年的「知識焦慮」就是一個例證。當時兩岸華人開啟大量的線上課程、音頻，以及到現在都熱賣的自學書籍，像是寫作、投資、英文、職場關係。

自我提升類型的課程都具有指數性的成長和獲利，因為人們擔心：「我會不會被社會淘汰？」當然，**隱藏在這背後更深層的思維是：「我還不夠好。」**商人看到了這點，輕推一下就能湧起巨浪。

為什麼說這只是一種焦慮的現象，而非人們真的下定決心要好好學習呢？這一點，從各大平台公布的購買數與實際觀看人數之落差，多數人甚至連點都沒有點開，把課程全部看完聽完的比例之低，我們能得出一個結論：購買就是一種撫平焦慮的強迫行為。

這也**十分符合焦慮者的普遍狀態，即行為只是為了服務焦慮，而非處理實際的不安**。

## 誘發「戰、逃、僵」

卡爾・榮格（Carl Jung）曾說過，能夠讓整個時代的人有所共鳴，肯定是該現象誘發了集體潛意識中的不安。發聲者成為了眾人的擴音器，將躁動的情緒宣洩而出。

知識焦慮的不安，不只是一種炒作，它並沒有因為浪潮減緩而完全退散。

相反地，當人們被自己和社會比較逼得太緊後，不舒服的感覺會誘發我們的「戰、逃、僵」，也就是繼續為工作奮戰、乾脆不想努力了，或是無限期的拖延症。

因此，「斜槓」的概念隨之而起，它基本上的意思是：「你可以將自己喜歡的事情變成業



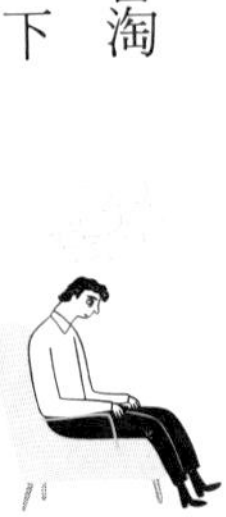

餘工作，還能因此賺錢。」這滿足了個體在退無可退的狀況下，得到一些喘息的空間。

只是這個概念的誤解，常隱含了一種可能性是：「我可以不需要這麼努力在這份工作上，一樣能夠被看作有所成就。」當然這不是它的原意，但能夠分散注意力到其他自己有興趣的事物，本身就十分吸引人。

「努力上進」的思維被淡化了，對於擔心自己不夠好的人們來說，那份焦慮也就被減緩。

## 「一人公司」系列叢書大賣

後續再度竄紅的「一人公司」系列叢書會大賣，也不是這麼令人意外了。

自己當老闆，好像就能掌控一切，不需要聽從別人的指揮，不需要再忍辱負重，好像在說：「我擁有了我自己，從此不會再被他人做比較。」這給予了人們一個幻覺，是他可以脫離母體，獨立成為自己想要成為的人。

但是，回到現實後，發現這一切都不如想像中那麼簡單，財富自由也不是這麼輕易達成，又必須依附回公司內部時，即掉入了憂鬱。

精神分析師羅洛・梅說：「焦慮是因為某種價值受到威脅時所引發的不安，而這個價值則被個人視為是他存在的根本。」這個威脅可能是肉體的死亡，心理的不自由與被忽視，或是外在的金錢名聲地位。

當這些東西被一個人看作是他最重要的基石，而又受到動搖時，他必然產生坐立難安的焦慮感。

例如以下的案例：

Claire是大家口中的工作狂。她在一家跨國企業擔任主管，週一到週六早上九點上班，晚上十一點下班。雖然公司原本就很忙，但她的能力遊刃有餘，還會再扛下其他業務來做，因此每天都是最早上班、最晚離開辦公室的人。

對於工作的打拚與完美主義，她比老闆還像老闆。事實上，她在週日放假時，也不會讓自己停下來。

Claire報名了很多課程，早上是潛水教練培訓班，下午是廣告行銷和企業管理的馬拉松課程，晚上是英文口說的練習時間，睡前再花兩個小時，回覆國外客戶的郵件，她才甘心入睡。

Claire來到諮商室時，給人一種躁動的感覺，經常有十幾句話要塞在五秒鐘內講完。

Claire總抱怨自己的時間不夠，她也想要休息，但說完又馬上表示想要結束諮商，因為她想將這一個小時拿去參加為期兩年的讀書會。



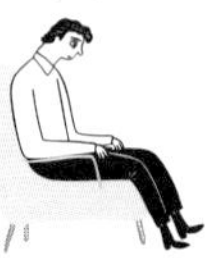

她也總說這是自己的壞習慣，一有覺得自己還能加強的地方，就會陷入很大的焦慮，然後趕緊去做。

Claire很少停下來思考自己究竟要什麼。

雖然她會說：「我需要留給自己多一點時間，也想要和朋友出去，陪陪家人。」但話一說完，她的手機就響了，是公司訊息。她馬上又掉入抱怨忙碌和勞累的循環。

當我問Claire：「這些訊息是你的工作範圍內的嗎？」她大多回答不是。但她覺得自己有能力和義務幫忙其他人，也更有機會被升到更高的職等。

「但我媽一直覺得我很沒用，這麼辛苦才做到主管的位置。可是我很了解她啦，她自己以前更辛苦，而且還被老闆嫌棄，最後被辭退在家給我爸養，然後又被奶奶酸說還不是要來靠她兒子。我們家族的人都很重男輕女，連我外婆也是。好的都是給兒子，女兒都不是人。」

Claire講到這段時，從原本理性的分析，轉為無奈的酸楚。

## 內心有好多的負面情緒，卻沒時間辨識

Claire對媽媽又愛又恨，只是因為理解媽媽的辛苦，所以盡量忍受自己被嫌棄的時刻。

當媽媽又辱罵她時，她下次回家反倒買更多補品和食物。

只是，對Claire來說，她自己的辛苦卻無法消化。

Claire厭惡媽媽的部分也都藏在心底深處，覺得不可以表現出來。她內心有好多的負面情緒，但從來沒有時間辨識。都是心裡有不舒服的感覺時，用吃大餐或購物減緩。

Claire也有薪水可以支撐，就算衣櫃要爆炸了，就再買一個來裝。但有時，她也會鄙視自己：「為什麼我就是無法丟掉不想要的東西？」

她說的是衣服，也是對媽媽的恨。她恨媽媽的無能抵抗，恨媽媽把無力感轉嫁到她身上。但令Claire更痛恨的是，她到現在仍無法拯救媽媽與當年的自己，所以她要不斷證明，證明她也可以有好多金錢、好多奢侈品，多到別人再也無法說嘴。但，卻也有好多焦慮。

## 重男輕女下的犧牲品

這份焦慮由家庭早期的匱乏而來。Claire是重男輕女下的犧牲品：玩具是哥哥不要的，整條魚她和媽媽只能吃魚尾巴，紅包也是拿到最少的。

在Claire小小的心靈中，她覺得自己不只是不被重視，還是會被丟掉的對象，因為奶奶和她說過，家裡本來要生第二個男的，沒想到是女生。

Claire覺得自己不屬於這個家。

「我後來告訴自己，我要讓你們都看得起我。」話一說完，她的手機又響了，是公司升等名單公布的訊息，裡面沒有她。

在Claire的故事中，可以清楚看到，她從小感到自己被嫌棄與輕視，那份匱乏並沒有擊倒她，反倒是激起了不甘心。她要用更多的努力，證明自己是夠好的人。只是，**匱乏中的努力只會換來更多匱乏，因為永遠沒有足夠的那天**。

完美主義換來的總是焦慮，因為覺得自己不夠好，Claire要讓自己達到最好的境界。這個心態不只出現在工作中，她的人生也要過得充實。

從履歷來看，她好像是一名年輕有為且生活多元的成功人士，但如果你和她相處，你會覺得她充滿了緊張、慌張、自卑感。

Claire也自認現在的自己很難受。不管身體或心理，都是。

羅洛・梅說道：「個人的自我評價也會以能否達成競爭成就來評量。當成功被無條件地看重時——『無條件』的意思是，個人的社會尊嚴與自尊完全仰賴於它——我們便看見，那刻畫當代個人特性的競爭求勝的緊繃驅力，於焉誕生。」

這就如同我自己，或是我諮商過的無數焦慮個案，描述自己的成長歷程都包含了：原本對事物有熱情、甚至聰明有天分、但不斷被比較、接著需要更加努力維持形象、最後無助沮喪……

沒有被陪伴的孩子的熱情是多麼孤獨，而**聰明成了一把雙面刃，讓我們得以度過多數難關，但又沒有足夠的智慧，察覺與調節社會文化和重要他人對自身聰明的期待，也因此活得苟延殘喘。**

不論是夢、意識、集體潛意識，我們必須開始有所自覺，並去探討深層的影響成因，但「**如果個人一無所覺，則文化背景就會具有強硬的拘束力**……透過歷史意識的能力，人類得以脫離自己的過去，而達到一定程度的自由。修正歷史對自己的影響，並在歷史形塑的同時，也改造歷史。」

我們無法改變過去，但每一個過去都可以由現在的自己重新塑造。

現在的自己深受累積已久的思考與感受、社會文化的干預介入。若能理清這些相斥、相吸的磁性連結，將能逐漸鬆開焦慮的束縛。

# 自我認同

## ——我的故事

大量的焦慮發動突襲，恐慌與窒息感殺得我措手不及。每天開始八個小時以上的強迫思考與強迫行為、絕望到強烈自傷意念的憂鬱低落，以及我不敢也不想見到任何人。

什麼事物形成你的自我認同？而當那些事物的存在受到威脅時，人就焦慮。原初焦慮沒有妥善處理時，就會演變成複雜型焦慮，而**複雜型焦慮會慢慢侵蝕一個人的性格。**

**當這種焦慮已經變成你的一部分，就形成慢性焦慮。**

隨著時間越拖越久，這些焦慮開始擴散到不同的人事物中，也演變成不同樣貌的精神疾患。

## 好成績是取得關愛的唯一途徑

我自己對焦慮的影響與演變，體悟特別深刻：

剛上小學時，我的成績非常普通，大概和當時我的性格一樣，平凡到不會被多看一眼。但約莫小二、小三時，腦袋莫名開竅，自己也驚訝著一路維持班上前三名，但同時，內心也開始有另一個聲音騷動著：「我的成績能得到讚賞，不起眼的我會被重視，這是取得關愛的唯一途徑。」當時在我的家族中，正在經歷各種精神症狀發作與權力鬥爭（雖說那也不是他們願意，但在我心底確實感到強烈的糾結不安）。

身為一個課業表現傑出的孩子，當初我在家族中簡直擁有至高無上的地位。

當我上了國中，每一次都是全班第一名、全校前五名，我得意極了。過年時，我被塞的紅包特別多，但也被告知需要保密。

其他的孩子們挨罵時，我不易被波及，因為「你最乖了，不會做那些事」。


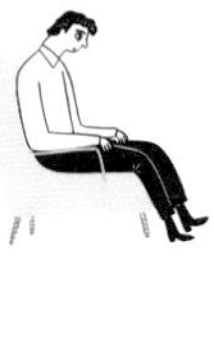

我甚至被拱上「家族的希望」。那是一種矛盾的感受，雖然開心被看重，但畢竟對一個十歲出頭的孩子，同時也是極大的壓力！

那時沒有人能看到我的慌張，因為他們也在各自的痛苦中翻攪。沒有人有足夠的視野與力量，而我也沒有足夠的覺察，說出內心的複雜感受。

## 每天八小時以上的強迫思考與行為

直到高二，我在某一次段考擊敗了在學校被稱為天才的同學，拿到全校第一名，然後，就沒有然後了。

假裝幸福的故事落幕，下一章節是悲劇的開始。

我沒有意識到自己撐不住了。大量的焦慮發動突襲，恐慌與窒息感殺得我措手不及。每天開始八個小時以上的強迫思考與強迫行為、絕望到強烈自傷意念的憂鬱低落，以及我不敢也不想見到任何人。

心靈深處的炸彈被串起一同引爆，一路延燒到大學快畢業才趨緩。

## 我還不夠好

進入研究所後，雖然強迫症和憂鬱症減緩了，但並沒有減少我對生活的焦慮，或說，這些焦慮改由我的生活中猛烈竄出。

當時，我每週都會去圖書館借十本書，隔週把五本拿去還，然後再多借十本來看。趁著人剛好去學校，和學校心理師的預約就在同一天。

心理師看到我都說：「你不累嗎？」

我說：「我樂在其中。」

這當然只有一半實話，我對各種學問都有濃厚的興趣。但另一半的內心實則擔憂：「我還不夠好。」

當初沒意識到的焦慮再次蠢蠢欲動，從後續的夢中即可看出。

## 被黑衣人追殺的夢

在自我分析與心理治療之前，我每天睡覺都會做夢，也幾乎每天都會講夢話。有時會夢遊，有時會做夢中夢，有時起床後仍眼角帶淚。

其中，有個黑衣人的夢，從國小開始斷斷續續地做了十幾年。那個夢是這樣：我在高樓



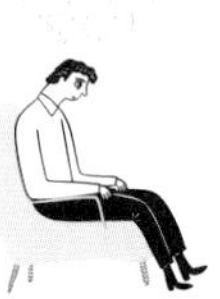

的辦公室走廊間奔跑，四周漆黑沒有人，除了追在我後方的黑衣黑面人。他們手上拿著武器，包含各式槍械棍棒。

我奮力地往前奔跑，但每一次我都跑到無路可逃，於是衝出落地玻璃窗，但還是在空中被擊中。

那一刻，我全身冒著冷汗驚醒。

我在心理治療期間，發現到那些黑衣人似乎不是其他人，我和他們是有關聯的，或說，我就是他們。**他們是我內心的攻擊意念，在貶低自己、脅迫自己**，像在說著：「你如果沒有持續進步，你就會被批評、被拋棄，不會有人在乎你。」

這也是當時我心中一直有的信念：「我必須不斷地讀書和工作。」我不曉得為什麼，但如果不這麼做，就會有強烈的不安感，覺得自己將被淹沒，終將孤獨的老死。

## 在最風光的時刻崩解

後來，我開始在網路發表文章，也在諮商領域和許多大師們有所交流。我更被邀請到一個大型的專業論壇，擔任主講者之一。

我欣喜若狂。畢竟其他講者都是心理相關領域的大咖，我一個小小的研究生竟然有著自己完整的演講時間。

他們在台下聽我說，會後還有在台上與他們交流的機會，這是何等的殊榮與肯定。

但一個人的崩解，總在看似最風光的時刻。

隔天一早，我睡到中午。這不是我的作息習慣，通常最晚十點就會起床。我躺在床上，覺得十分難受，像是心臟被揪住了，得要反覆大口呼吸。

我當時心想，就只是比較累吧。我又讓自己睡到下午。我知道自己需要多休息，畢竟從演講前就又完成了許多報告和考試。那天起床後就看一點書，接著到戶外走走，最後找朋友吃個飯，我以為這樣就會沒事了。

到了晚上，原本預計睡前翻翻幾頁剛借到的專業書籍，但我在書桌前怎麼樣也靜不下來，只能滑滑臉書、漫無目的地看看影片。

女友關心我的時候，我也說不出自己在焦慮什麼。

我有點想發脾氣，但又覺得一些小事有什麼好氣的，總之就去睡覺吧。



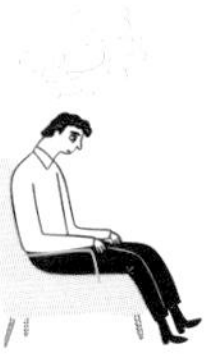

## 塞滿大量鉛塊，喘不過氣

又過了一晚，隔天再度睡到中午。但這次我爬不下床了，好想放棄一切。這和高中嚴重焦慮剛發生時的感受十分相似。

我知道是同樣的根源，只是還很難深掘，而當時，我也沒有力氣多想，因為焦慮不安的感受，重重地壓在胸口，像是胸腔內塞滿了大量的鉛塊，讓我喘不過氣。

這個狀況連續了好幾天。

原本的工作和學業被迫暫停，能拖的事情就盡量往後延。

我心想，至少要撐到和心理師見面的那天。

## 想當個能被照顧的孩子

到了諮商室，我對我的心理師說明這些狀況。

剛開始，講了許多風光事和可能影響我的因素，但講著講著，我也不曉得自己在講什麼，因為沒有語言能夠描述心中那團壓力。

當時，我的心理師做了一個詮釋：「你好努力地完成一切的事情，尤其能夠盡力發揮時，你會奮不顧身地去做。對你來說，這是讓別人看到你的機會。不像是過去，爸媽沒能真正地看見你的需要，因為過去的你，也不敢把自己打開。家裡是好可怕的場景，你必須用成績與他們隔絕，你必須關掉自己的情緒，你必須讓自己在那個家消失，才不會被牽扯進情緒暴力的漩渦中。」

她繼續說：「你從小就感受到，身旁的人都陷入強烈的負面情緒，你不僅需要照顧他們，也需要照顧你自己，一直到現在，雖然有了女友陪伴，但多數時候你還是很難放鬆，你已經習慣了透過工作和成就讓你感受到關注。只是，一直努力的過程，你也好累，好辛苦，你也想要有人能夠照顧你，不需要你做得那麼多，也一樣會摸摸你的頭，告訴你可以放心休息、可以任性，讓你當個孩子。」

我沒有說話，但眼淚緩緩地流不停。

我不是一個會哭的人。從有記憶以來到那時，流眼淚的次數，一隻手數得完。

在那之後，我察覺到內心壓迫的感受漸漸消散。那些焦慮不安暫時沒有揪著我的領口，讓我窒息。

心理師並沒有給我任何的方法。**她就只是試著理解我，理解那些我都不理解的我，讓我能夠理解自己發生了什麼事，而非只是焦慮。**

焦慮從來都不只是焦慮，甚至用幾個方法就能簡單地消除。

**嚴重的焦慮必然牽涉到我們內心最深層的渴望、從過去到現在不斷重複逃避和補償的行為模式，以及和重要他人的情感需求。**

## 我的強迫症

### ——小偷會進來殺光我們全家

我加入了檢查大隊。

我房間的衣櫃比較深，大概有一點五公尺，很多大衣和長褲擋著。可能裡頭躲人，沒被發現，所以我會沿著最左邊的門板，一路摸到最裡面。

從我有記憶以來，整個家族的人都非常焦慮，也有許多精神疾病。已經難以分辨究竟是焦慮導致精神疾病，還是精神疾病導致焦慮。

但能肯定的是，當下只要出現一則令人焦慮的訊息，很快地，家人就會說出一個個預言災難的故事。



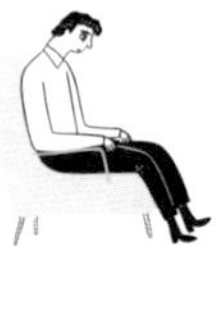

## 從檢查門窗，蔓延到爬進櫃子巡邏

**研究顯示，孩童和母親害怕的事物有六成左右的相關。**

回顧我的焦慮史，我害怕的事情和我的家人頗為類似，也成為我有自覺的強迫症的第一個症狀，那就是檢查我家的櫃子。

由於家中曾遭過小偷，使得家人會在睡前檢查所有門窗是否鎖好。這本來是一項頗為正常的檢查，但漸漸地，從檢查門窗衍生到檢查瓦斯爐和瓦斯桶是否有關好，又再衍生到家中的各種衣櫃和倉庫有沒有躲人。

**焦慮是漸進式的**。它不會隨著時間痊癒，**只會隨著時間壓抑，更常是擴散出去**。

我上了小學後，也被要求跟著一起檢查這些地方是否有被侵入的可能，或是否有被侵入的痕跡。

我剛開始不以為意，也和較放鬆的家人鄙視那些焦慮的家人。覺得這種想法太扯了，怎麼可能有人跑進家裡，躲著不出聲，等到所有人都睡著後，再把東西偷光，或是把人都殺掉？

「不可能吧？」

我偶爾看看那些門窗，但也只是瞄過。洗完熱水澡關瓦斯，但也只是鎖緊一次。我打開書櫃，拿出課本，沒什麼擔心地再關上。

「應該不可能吧？」

我腦中開始跑出多種可能性，像是奇異博士計算世界末日的千萬種結局，試圖找出一種不會毀滅一切的結果。但我沒有超能力，雖然我從小就想要預知未來，夢裡也出現幾百次水晶球，但遇到眼前的迷霧時，仍只能屈服。

「不然，我也檢查一次好了。一次就好。」

## 加入檢查大隊

於是，我也加入了檢查大隊。每晚睡前，家人檢查完所有門窗爐櫃，我被分配到再次檢查房間中的所有櫃子。

剛開始，就是把衣櫃和小倉庫打開，看過一眼就關起來。

但是我房間的衣櫃比較深，大概有一點五公尺，很多大衣和長褲擋著。可能裡頭躲人，沒被發現，所以我會沿著最左邊的門板，一路摸到最裡面。

直直的手從最裡面的左邊，摸到最裡面的右邊，再一路摸到外面最右邊的門板。

這樣，我就用手將整個衣櫃都掃過一次。小偷總不可能穿過我的手吧？



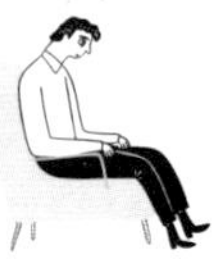

「我很正常，但其他家人真的很焦慮。」我當時仍這麼自以為。

睡前的檢查儀式持續好一陣子，直到國中，課業壓力變大，整個家族的氛圍也越來越差。

有人恐慌症發作，有人躁鬱症要跳樓，有人思覺失調產生幻聽。

我的檢查也從一次變成兩次、三次，頂多三次。不過這時候，當我摸完衣櫃後，我會再以同樣的方式摸衣櫃裡面的下方。

雖然我沒瘋到認為有人會穿過我的手，但有可能他蹲著啊，所以再檢查幾次衣櫃中的不同地方，也是合理的。

**當一個家庭處在極端擺盪的狀態，孩子的情緒必定隨之共振。**

## 有一套自己的神邏輯

慢慢地，檢查衣櫃已經無法安撫我的害怕，雖然我也不知道我在害怕什麼，或說，我就是在害怕有人闖進來啊，這是很真實的憂慮。

所以我又再多檢查了房間的小倉庫，那是個用木板作拉門的暗櫃，裡頭擺著各種廢棄物和未拆封的家具，大約是三個雙人床疊起來的小空間。

「你說，裡面是不是超適合躲人？要是我，就會躲在那邊。」我冷靜地思考，而且我知道我的邏輯很好。

所以檢查完衣櫃，我馬上就把木板拉門喀啦喀啦打開，但門其實很小，裡面空間又太大，我只好摸完一次後，再把整個頭伸進去，用眼睛環視一次做確認。

你可能會問，我為什麼不直接用眼睛看過就好？

因為如果裡面有人，那頭伸進去，可能就直接被砍斷了，所以先用手試探，比較安全。

如同所有強迫症的人，我也有一套屬於自己的神邏輯。

# 什麼是強迫症？

## ——種焦慮衍生的精神疾患

強迫症最常見的是怕髒、怕被汙染，因此衍生出洗手、消毒等行為。其他常見的是擔心災難，例如瓦斯爐是否有關好？門窗是否有鎖緊？

強迫症是一種焦慮衍生的精神疾患。

剛開始，有些事情在心中想個不停。漸漸地，你發現這些想法無法停止，還會在各種時刻突然冒出，稱作侵入性思考（intrusive thinking）。

每個人在生活中肯定都遇過，只是有沒有嚴重影響而已，例如等捷運時突然有個跳下軌道的衝動，騎機車時想到瞬間拐到對向和大卡車相撞會如何，看到小嬰兒想把他從十層樓的高樓丟下去等。

這些都不是有意想這麼做，甚至覺得自己根本沒有這些想法，但想法就是闖進來，讓你意識到。

## 不斷地想，想讓恐怖的想法消失

心智狀態健康時，我們能很快掃除這種奇怪的侵入性思考。

但當一個人陷入較大的焦慮，沒辦法整理自己的想法時，這些不時冒出的意念就成為困擾，而其中幾項跟你的生活更有關聯的思考，讓你害怕會成真，於是讓你一直想一直想，想要讓這個想法轉成比較正向的意念或消失，這就是強迫症的第一大症狀：**強迫思考**。

接著，為了避免這些可怕的念頭成真，但用想的已經沒辦法減緩其真實性了，於是焦慮就從心理轉移到了身體，從思考轉移到行為，透過行為控制外在物品，就像是能控制內在思考，以舒緩焦慮不安的感受。如同我用檢查衣櫃，讓自己停止焦慮的被害妄想。

其他的症狀還有：檢查、數數、清潔等等，這就是強迫症的第二大症狀：**強迫行為**。


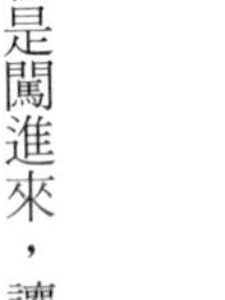

有些人純粹只有強迫思考，也有些人純粹只有強迫行為。

但以治療實務來看，純粹強迫思考大多是把強迫行為隱藏得很細微（有人將強迫行為簡化到眨眼睛）。可能變成心智行為（心中默念吉祥的話語），或是已將行為合理化（每天都順手整理手邊的文具）。

## 怕髒，衍生出洗手

純粹強迫行為則是將情緒和思考隔絕，但強烈的隔絕可能使這類型的患者演變成更嚴重的精神疾病，類似思覺失調的負性症狀（像是蠟像般停止動作、恍神與言行遲緩）。

最常見的是怕髒、怕被汙染，因此衍生出洗手、消毒等行為。其他常見的是擔心災難，例如瓦斯爐是否有關好？門窗是否有鎖緊？還有一些更難理解的狀況，像是數數字、物品的擺放是否對齊、褻瀆神明的意念、強烈的性暴力或攻擊畫面。

**通常強迫思考與強迫行為只會越來越嚴重**，因為焦慮通常不是一時引發的，更不用說會嚴重到強迫症的程度，那肯定是更大量的焦慮且持續很久的時間，但**這些焦慮通常不會被當事人所意識到**。

## 怕自己毆打媽媽，所以跑去洗手……

你可能會覺得奇怪。若是有焦慮，當事人不會意識到嗎？

但只要想想我們每個人生活中，肯定都會有些維持了幾十年的小習慣。當旁人一說，才讓你發現自己正在做。

例如摳手指甲旁的皮、說話中帶有某些語助詞、有人意見不一樣就自動皺眉，這些常常變成自動化且無意識的行為。

而一有事情就會焦慮，也經常變成一種「慢性症狀」。

慢性也意味著被壓抑，且難以覺察。那麼，壓抑到了某個程度，突然間意識到時，已經是嚴重的症狀，這件事情或許就不是那麼難以想像了。

但是，針對強迫症幻想中的災難和行為，還是有很多人無法理解，甚至連患者本人都感到疑惑。

例如怕自己毆打媽媽所以跑去洗手，怕拿了他人東西所以檢查保溫瓶是否裝滿水，怕被女友分手所以要連點滑鼠九下。



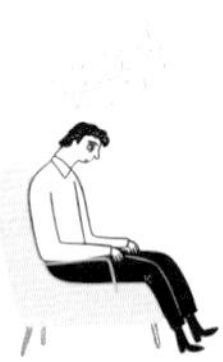

## 小偷會進來殺光我們全家

回到我檢查衣櫃的強迫症例子。當我身處嚴重的焦慮中，理性是完全被壓倒的。一部分的我知道，做這些事情完全沒有道理，因為小偷怎麼可能縮在那小小衣櫃的角落，而我完全沒發現？

若他要整個人坐進去，就需要把大量的衣服搬出來。如果真是這樣，那麼，我開啟衣櫥看一眼，就能看到他。

但另一部分失去理性的我，完全沒有思考能力，心中只感受到恐懼。恐懼讓我只能想到一件事情：小偷會進來殺光我們全家，所以只能不斷檢查。

強迫症患者很能「想」，就像我當初也會上網找找各種強迫症資訊。不過，我讀高中時，網路還不發達，我就去當地大學的圖書館，把各種強迫症相關的書、人類心智的書（或許還有一些躲在衣櫃技巧的書）通通翻過好幾次。

強迫症患者會變成強迫症專家，並不意外。如同我在諮商中，見到許多來談者能講出許多專有名詞。因為強迫症就是由焦慮誘發，這份焦慮令人費解，因此會轉變成想去了解更多的動力。

但這變成另一個問題，也就是患者會覺得：「我都知道這麼多了，為什麼還是沒有好轉？」這是心理治療的百年懸案了，也是許多來諮商的人在心裡的疑問。

但答案就在於：**這些知識只是知識**。

## 強迫症需要回到情緒治療

在我焦慮不安強烈發作時，心裡只會有一個聲音：「小偷會進來殺光我們全家。」那些知識通通派不上用場。因此，在諮商中，特別需要回到情緒來治療。

強迫症患者對情緒的感受力很強，但自己卻難以表達和覺察，因為很習慣地將焦慮轉移到外在行為，卻也使得大多數人、甚至一部分的心理治療過程，將焦點只擺在減少強迫行為的「行為治療」，但終究沒有處理到內心的焦慮。

因此，當下的練習可能暫緩特定強迫感受的焦慮，但很快地，這份焦慮又會附著到其他物品，繼續產生強迫思考與強迫行為。

但當我們不只是減緩行為，而是更廣泛地了解強迫症患者的內心時，在我自身與治療過大量的強迫症個案中，觀察出一個共通點：強迫症患者都很焦慮，這份焦慮會被無限放大，且思考成為了阻礙自身治療的關鍵，因為認為自己了解那麼多了，卻都沒用。

同時**害怕的念頭揮之不去，這些都會演變成死亡意念**。可能是自己肉身的死亡、內在的死亡（從此不再被人尊敬，不再被任何人重視，安穩的生活被摧毀），或是重要他人的死亡。

## 強迫症患者通常從小就很焦慮

但我們在焦慮的到底是什麼？許多前來諮商的個案告訴我，他們人生中最大的創傷就是強迫症。

是啊，因為那的確讓我們在情緒上感受到強烈的不舒服，但同時，當我們繼續談下去，會發現個案通常從小就很焦慮，而且在家中的關係也是同樣極為不舒服，可能是被強烈批評，被高度要求，被嚴重忽視。

但當談到這些，更多人傾向不談，因為覺得和強迫症沒有關聯，甚至這些事情從小就變成談話的禁忌。他習慣忍住，不去想。

可能是被父母下了封口令，覺得講出來愧對父母，或是需要維持自尊，所以當有這些難受感，他就讓自己分心，也就好像沒那麼嚴重，甚至**當有一個病症稱作「強迫症」時，更能夠合理地將所有的情緒通通傾倒於此**，而不用覺得要說出難以啟齒的創傷或是爸媽的壞話。

潛意識中，終於找到地方，能安心地表現焦慮、憤怒、悲傷無助。
但相對地，也就難以再深入治療。

# 現代化的強迫症

## ——逼迫自己工作不能休息、需要伴侶不斷保證愛……

強迫症在現代社會裡，並沒有我們想像中那麼少見。

雖然許多人無法理解強迫症，就連我在專業場合，向醫師或心理師講解強迫症狀時，大家都冒出一臉困惑的樣子。但，強迫症並沒有這麼少見。

**不停工作，是經過社會認可的強迫症？**

這項個人的心理症狀，經常以不同的樣貌出現在生活中，例如逼迫自己工作不能休息，把空間的時間通通填滿，以及需要伴侶不斷保證愛。

這些外表看似努力或沒安全感的狀態，在我們的文化中如此普遍。以至於當有人這麼做的時候，他自己或旁人並不會覺得他有心理困擾，頂多就是對他說一句「要多休息喔」、「對方就是渣男，你趕快換一個」。

## 總是覺得「我努力還不夠」……

但對他本人來說，也只會覺得「我努力還不夠」、「我的安全感不夠」。

即使他的擔憂是想像未來會沒有錢的破產或孤老終生，這些都被社會合理化了，也認為這些擔心很正常。

但是我們常會發現，他們的收入穩定、無負債，也有關係良好的伴侶，卻仍舊拚命地工作，不讓自己停下來。

每個假日都強迫自己打開信箱，處理公事。連他自己都覺得不用這麼辛苦，老闆也要他放鬆一些，而他也想慢下來，但他就是做不到。

因為十分擔心某個想像的災難會發生，所以反覆地努力來減緩災難發生的可能性。只要一停止，就感到強烈不安，只能強迫自己繼續做。



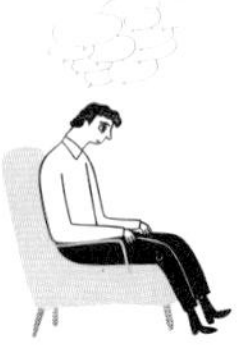

而，這會不會就是一種經過社會認可的強迫症？

## 儲物症、慮病症……毫無病識感

長期處在焦慮的狀態下，除了容易衍生出嚴重的恐慌、強迫症、頭暈頭痛、腸胃問題之外，還有幾個同樣令人困擾的症狀，隱藏在日常生活中，那就是儲物症、慮病症，以及身體臆形症（Body Dysmorphic Disorder）。

它們與強迫症都有著類似的心理過程，只是這些狀況，**通常比強迫症患者更沒有病識感**。

因為這些行為顯得十分合理——至少在患者主觀的世界是這麼想。

# 儲物症

## ——總是害怕「不夠」，強迫性累積物品

Denny只要聽到有人要丟東西，就會跑去撿回家。
兩三年來，Denny家中的三房一廳堆滿雜物，東西多到沒有地方走路。

### 總擔心錢不夠用

Denny是一位即將邁入四十歲的爸爸，他新婚剛滿兩年，小孩快滿一歲。看起來幸福美滿的生活，但在他心底卻一直有份不安：擔心錢不夠用。

事實上，他在科技公司擔任工程師，是老闆看重的員工，也有機會從小主管被提拔成大主管。而老婆也是科技公司的助理，兩人都年薪百萬。



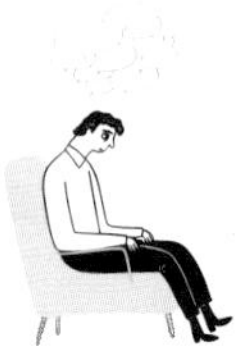

但對Denny來說，他有房貸、車貸、尿布錢要付，更慌張的是，媽媽去年才因癌症住院，治療和進補的費用昂貴。

雖然不是付不起，但Denny總會擔心，若想生第二個小孩，或是媽媽病情惡化，或是快九十歲的爸爸也生重病，那麼，自己的經濟狀況是否會垮掉？

於是，Denny決定從生活節儉做起。

除了多省點日常花用，只要喝完寶特瓶，Denny就會收集起來拿去賣，這也是Denny爸爸會做的習慣。

漸漸地，Denny看到路上的寶特瓶也會撿，人行道垃圾桶中，若有較乾淨的也會撿。Denny也想過這些行為有點狼狽，但很快地，覺得反正能多賺一點是一點。

漸漸地，Denny不只撿回收物。

當聽到叔叔在搬家，會丟掉一大批衣物和日用品時，Denny覺得這些東西以後都用得到，所以拿回了十幾件厚重衣物、幾十個鍋碗瓢盆，以及數百瓶身體用和物品用的保養品、保健藥錠、清潔劑。

Denny的老婆一看到這麼多東西，嘴巴張大著，說不出話來。

但Denny一一解釋用途與使用時機，老婆一時也難以反駁。

而這個情況尚未結束，Denny只要聽到有人要丟東西，就會跑去撿回家。

兩三年來，Denny家中的三房一廳堆滿雜物。

床上約有三十幾條棉被，衣櫥有幾千支衣架，但幾萬件衣服多到掛不完，走廊上是成箱、快過期的雜糧、飲料，廚房被各式廚具占滿，客廳則是滿滿的五金百貨。

這些東西多到沒有地方走路，就連門口都是要拿去回收的一袋袋寶特瓶和一捆捆廢紙。

## 儲物症個案大多缺乏病識感

「我並不覺得困擾，是我老婆叫我來的。」Denny第一次進來諮商時這麼說。

Denny的表情哀愁，像是背負幾千萬的負債。

「她覺得我太杞人憂天，根本到了神經病的地步，但我只是想儲備多一點東西，以防有一天真的要用到。」

「你會覺得東西太多嗎？」

我好奇他的主觀想法，因為儲物症個案大多缺乏病識感，就算把房子塞滿，沒地方住，也認為正常。在這種情況下，心理諮商就會變得更困難。

「嗯……是有一點奇怪啦，但不這麼做，又會不放心。心想著如果有一天不夠，怎麼辦。」Denny的眼神飄離我的視線，似乎說完後感到愧疚。

「我就是比較未雨綢繆，會先想很多的人。我也沒辦法。想到了，就是覺得要準備多一點。」

在後續的談話中，我了解到Denny說的「不夠」，更像是一種末日感。

在Denny的想像中，所有的積蓄會很快就花光，然後被嫌棄他的主管開除，最後會流落街頭乞討。

但這些顯然和現在的狀況完全不符。雖然Denny的腦袋也知道不合邏輯，但情緒上，光是想到就會很慌張，所以他也不讓自己去想，繼續儲存物資就對了。

## 儲物症患者的伴侶最痛苦

我們的諮商其實只進行了兩次，Denny就以財務狀況為理由停止了。

不過換成Denny的老婆前來進行長期的諮商，因為在這類型的個案中，本人通常會因為談到的狀況太羞恥，或是不想要面對情緒的襲來，寧願以同樣的方法過活，也不要處理現況。

但相反地，共同生活的親友通常比較困擾，也會跟著一起焦慮或暴怒。所以會想在諮商中了解如何調適，以及如何和對方進行溝通。

儲物症患者總是害怕「不夠」，因此強迫性的累積自認為所需要的物品。累積的數量通常沒有上限，但並非他覺得足夠，而是**他很快發現有更需要的東西，所以將心力放在收集其他物品上**。

焦慮在這裡扮演的角色，被外在真實合理化了。

對Denny來說，他真的有金錢上的負擔，只是這個負擔逐漸在心裡擴大，慢慢變成被「若我不繼續儲存物資就會餓死」的災難化思考所占據，而這項思考反覆在心中醞釀。當有重大的事情發生時，像是媽媽住院需要一大筆錢，就讓他覺得這個思考真的有可能發生。這時的焦慮具有壓倒性力量，讓他強迫性的不斷儲備。

焦慮並不可怕，被現實驗證後的焦慮，才真正讓人瘋狂。

# 慮病症

## ——不斷擔心自己得到某些疾病

慮病症患者會不斷擔心自己得到某些疾病，例如肺癌，因此他會去做幾種健康檢查。假如都檢查不出來，這會使他小部分的放心。但更多想到的是：「只是沒被這個醫生或這個儀器檢查出來！」

慮病症是一項曾經被列入焦慮疾患的精神症狀，雖然現在已經取消，但在實際諮商中仍舊常見。

通常慮病症患者也不會前來諮商，大多是因為其他焦慮的症狀前來，然後提到也擔心自己得到某種疾病，尤其在新冠肺炎疫情期間，外在真實流行的傳染病，加上新聞媒體的大量播放，讓慮病症患者產生大量焦慮。

## 我只是沒被這個醫生或這個儀器檢查出來！

慮病症患者會不斷擔心自己得到某些疾病，例如肺癌，因此他會去做幾種健康檢查。假如都檢查不出來，這會使他小部分的放心。但更多想到的是：「只是沒被這個醫生或這個儀器檢查出來！」

他確信自己是得了癌症，因此再找尋下一家更有公信力的醫院做檢查。這段期間，他也因為確信自己得了肺癌，可能真的會開始咳嗽，或是原本就有的小感冒加上焦慮，而咳得更嚴重。

他找了十幾家小診所、大醫院做檢查，通通告訴他沒事。最後，他才被轉診到心理諮商或身心科。

## 陷入檢查與恐懼的輪迴

患者的心中有很小一部分覺得檢查後沒事就沒事，但覺得自己得了肺癌的恐懼感襲來



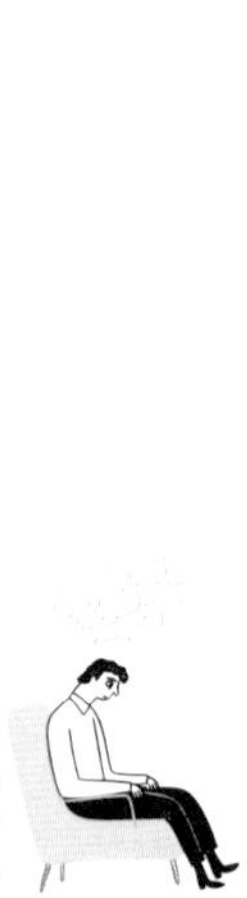

時，那就像是侵入性思考一樣。他沒辦法說服自己，使得心中大部分的他需要讓自己做身體檢查，做了這項保證，才能安心。

但很快地，又因為焦慮的念頭而起，而陷入檢查與恐懼的輪迴。

這像不像一種強迫症？這些因為焦慮而無法停止腦中思考，被迫要做些行為來減緩焦慮，本質上和強迫症沒有不同。

只是，**當這項擔心是生理疾病時，好像被賦予了更多正當性**。即使檢查了很多次，也不會讓自己和他人覺得奇怪。

通常，也會因為外在的身體檢查和醫師權威性的保證夠多，讓患者暫時不會再被慮病症所擾，而會轉到其他焦慮症狀。

但若是發生在原本就有慢性疾病的人身上，這就是更實際且難以安心的症狀了。

如同有些老人沒事就會到醫院看病，可能真的有些慢性症狀，需要看診拿藥，但更多的，是需要去向醫師要一個保證。

**他們每天真正服用的並不是醫師開的藥物，而是聽到醫師說沒事的安心感。**

## 身體臆形症

——過度關注身體形象，有時會認定某部分是缺陷

Elma聲稱上面有一個「巨大的黑斑」，她需要「馬上雷射除掉，否則會顏面盡失」。醫生看了，就是一個直徑不到0.1公分的正常斑紋。

如果說慮病症是一項檢查完，能有一個實際的醫療數據當作保證，暫時減緩焦慮的話，那麼，身體臆形症就是更主觀、更無法被保證的擔憂。

患者經常會過度關注自己的身體形象。某些可能是和別人比較後沒有自信，某些則認定細微到看不出來的部分是缺陷。

以男性來說，比較常關注性器官狀態、頭髮濃密和肌肉壯碩程度。以女性來說，比較常

關注體重、皺紋、身形。

但無論哪一種性別，糾結與困擾的程度都看似極為不合理與強烈。有時患者的理智上都覺得沒事，但情緒上就是過不去。

例如以下的例子：

Elma非常介意身體上的斑點。她曾到各大醫美中心，讓醫師用放大鏡照著她的白嫩小腿，因為Elma聲稱上面有一個「巨大的黑斑」，她需要「馬上雷射除掉，否則會顏面盡失」。

醫師看了，就是一個直徑不到0.1公分的正常斑紋。

## 花費大量的時間照鏡子

但Elma每天都要確認是否會自行消失。她花費大量的時間在照鏡子，只要經過會反射的地方，她就會逗留十幾分鐘，從各種角度看看是否會很奇怪。

她需要一直看到不奇怪了，才會離去。

身體臆形症和強迫症患者極為類似，例如重複照鏡子確認，要求他人保證沒有看到缺陷。

更焦慮的患者就會直接尋求醫美整形，抽脂削骨，讓「多出來的那塊肥肉不見」、「凸出來的那塊骨頭平順」，但多半連醫師都找不出哪裡還有脂肪可以抽，或是骨頭已經凹進去了，無法再動刀。

這看似強迫行為的症狀，當沒有了「手術」作為強迫行為的最後一道防線，就開始讓患者感到極為沒有自信，更為焦慮，變得不敢出門社交與工作，最後陷入絕望的憂鬱。



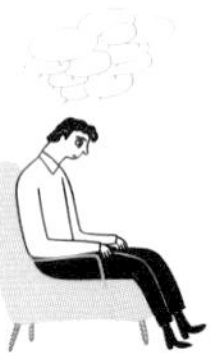

# 情緒性進食

## ——用進食來消化情緒

在沒有意識的狀況下，慢慢養成了用吃東西來減緩焦慮的習慣。情緒性進食的狀況，每個人、每天都有可能碰到。

因為焦慮煩躁，而透過某些行為來減緩。嚴重時，變成一種理性知道自己很奇怪，但情緒上覺得就是需要這些行為，讓自己安心。

這樣的強迫性，幾乎在所有人身上都會出現。上述演變為各種精神疾患是較為極端的例子，但情緒性進食的狀況，每個人、每天都有可能碰到。

## 吃飽了，還是往嘴裡不停塞東西?!

如同有些人在工作非常鬱悶時，週五晚上到居酒屋打定了今晚就是要喝醉；半夜感到無聊時，找不到事情做，又不想睡覺，特別想找東西來吃；心裡特別難受時，就算吃飽了還是往嘴裡不停地塞東西。

「用進食來消化情緒」常常變得合理。覺得只是想喝醉、吃個消夜、不小心吃太飽，似乎是大家會有的狀況。

但大家都有，不代表就是合理。尤其在有明顯壓力或負面情緒時，這些時刻的吃東西，更需要有所覺察。

了解自己是否在沒有意識的狀況下，慢慢養成了用吃東西來減緩焦慮的習慣，而延伸出腸胃功能或其他身體器官的傷害。

這是慢性焦慮的一大特點。

例如以下的例子：

「我最近吃得特別多，這不太對勁。胸悶的狀況也變嚴重。」

我和Fiona已經諮商一年多。現在的她能夠意識到自己和女友相處不順時，會有一種傷害自己身體的模式，從原本的割腕到飆車，又從喝醉酒到最近的暴飲暴食。



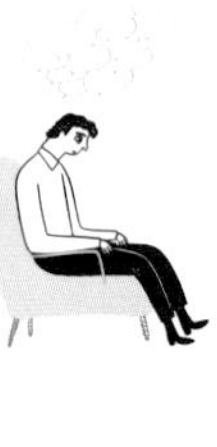

「你很快地發現自己又陷入相同的模式。每當你壓力特別大時，會尋找一種能快速得到緩解的方式，即使你知道這樣不好。」

對Fiona來說，有人能反映她的狀況非常重要，因為她從小遇到困難時，就只會被趕著去解決問題，但**心中的害怕卻沒人看到**。

「對，我覺得最近只要一吃東西就會吃很多，多到我都覺得太誇張了。我的胃都快爆掉了，但我沒辦法停止把食物送進嘴巴。」

## 為避免痛苦，只好麻痺自己

許多人痛苦時只會執行一件事情：麻痺自己。

「好像你之前說的會強迫自己喝酒。你需要有一樣東西，讓你分心，才不會讓你感到想離開女友和媽媽。」

「我想要離開她們，可是又不能沒有她們。我不想再思考的時候，最近就變成買很多食物。一直吃的當下，暫時能忘掉這些煩惱。」

**吃東西帶有多重快感**。能讓嗅覺和味覺被刺激，也可以透過咀嚼和吞咬來感受到自己的存在，尤其是人在焦慮時，特別需要這些感官被激發，以減緩內在的複雜感受。

有些時候，甚至會進入放空、恍神狀態的吃。即使已經吃飽了，仍然往嘴巴塞東西。他需要持續執行這個被刺激的行為。只要一停下來，就會感到無盡的空虛。

## 因為羞愧感，不敢求助

飲食心理疾患有很多種，會有暴食和催吐等狀況，往往也讓人感到自己的行為很奇怪，不敢求助。

但其實這些行為背後反映的，是一個人習慣了用飲食行為處理情緒。

剛開始不太有自覺，但當他感覺到自己與他人不一樣時，常會有強烈的羞愧感，而更不敢求助。



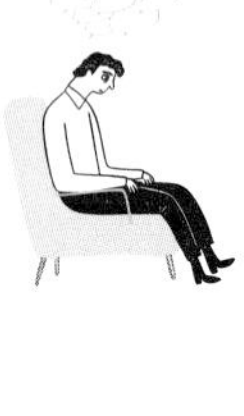

## 【小結】一個人若極度焦慮，患多種精神疾患是常見的

當我們看待焦慮衍生出的症狀時，需要更細緻地了解「這個人」生命中發生的各種事件，而非鑽研如何消除「這個症狀」。

許多人了解這些關聯後，常會問：「為什麼是變成強迫症（或其他精神困擾），而不是其他困擾？或是，那個誰也這樣啊，他怎麼就不會有強迫症（或其他精神困擾）？」

每一種精神困擾都有發展的脈絡可循，但**從來沒有從輕微焦慮變成嚴重精神困擾的「一個」轉折點，肯定都是多重原因且交織相關**。

事實上，一個身處巨大壓力且極度焦慮的人，會同時具有多種精神疾患是常見的。

只是現代精神醫學將這些對不同事情產生的焦慮，以及情緒狀態的不同，列出許多「病症」。

如果兩個人都患有強迫症，他們可能同時有飲食方面的困擾，也總是在意自己的外貌是否被人評價，可能也會有腸胃不適和容易頭痛的生理問題。

只是，對第一個人來說，他的強迫症和媽媽的焦慮特別有關。他理解後，能慢慢劃分界線，也就較少糾結在強迫症上，反而是飲食困擾成了主要想要緩解的狀況。

相反地，對第二個人來說，他的強迫症是擔心神明會用燒了房子的方式懲罰他。他知道這個念頭很奇怪，但當他無法在腦袋中做出解釋，就會更傾向同時往這方面想個清楚，卻也更擔心會被這個無法控制的念頭壓倒，而讓自己做出更多緩解這個恐懼的強迫行為。

因此在第二個人腦海中最明顯的困擾，就變成了強迫症。

## 每一種症狀背後都有複雜的成因

如同在強迫症中，有些人害怕被細菌感染，有些人擔心門沒關好，有些人恐懼自己傷害



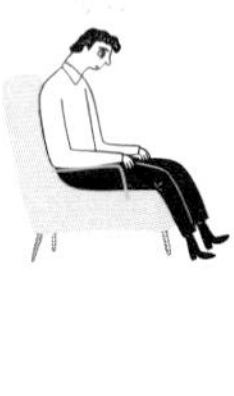

他人。每一種症狀背後都有複雜的成因。

就算是同一種症狀，形成的原因也未必相同，因此當我們看待焦慮衍生出的症狀時，需要更細緻地了解「這個人」生命中發生的各種事件，而非鑽研如何消除「這個症狀」，因為症狀是顯露出「這個人」如何面對他眼前世界的一種形式。

但我這麼說，並不代表消除症狀不重要，畢竟症狀是眼前最困擾的。只是通常消除了一個症狀，**若背後複雜的生命故事沒有被梳理和體悟，仍舊帶有許多模糊的恐懼感。那麼很快地，又會再出現另一種嚴重的強迫症狀**，周而復始。

所以，如果能找到一些方式，減少症狀的干擾，並持續探索焦慮在生命中的複雜性成因，並逐漸解開心中纏繞的結，這會是理想的治療模式。

第二章會再進一步說明，焦慮與強迫的症狀中，藏匿了哪些生命中難解的結。

# 輯二 慢性焦慮的根源

## 精神病特質

——在正常與精神疾患間，有個過渡地帶，即是每個人都有的「精神病特質」

精神病特質經常會被社會文化掩蓋，例如當心中有負面情緒時，如果透過工作來消除，那似乎就很正常。

就算每天工作十五個小時，也只會被說工作狂。

每個人心裡都會閃過精神病症狀的思維和感受，只是有些人不會真的演變成精神疾患，但有些人會。

這沒有一定的標準，每個人先天能夠承受的程度，與後天被養育的心智能力不同。

而在所謂的正常與精神疾患之間，有個過渡地帶，即是我們每個人都有的「精神病特質」。

## 壓力較大時，誘發出心中的不安

剛開始，都只是一閃而過的幻想。例如覺得同事們偷偷講你的壞話，男友不接電話是刻意把你推開，媽媽一直講照顧很辛苦其實是根本不想生下你。

我們強烈的焦慮會引發各種災難式的想像，或許也真的能讓你找到某些證據，也或許某些是事實，但先前你並不覺得困擾。

多數時候，你過得很好，甚至光鮮亮麗到外人也羨慕。

但如果恰好處在壓力較大的時期，就可能誘發出心中的不安，反覆思考那些一閃而過的想像。

**那些隱而未見的精神病特質，經常是慢慢地累積。從非常非常微小的片刻，和日漸累積的焦慮縫合。**

## 我們常告訴自己，不要多想⋯⋯

當你做了問心有愧的事情，覺得會被批判的事情，覺得羞恥不安的事情，你的內心會惶恐不安，這份不安也就是心情忐忑動盪的時候。

我們在日常生活中，會將這種感覺泛稱為焦慮。但我們經常將這些事情擺到一邊，讓自己不要去想。

當你發現自己睡不好或吃不下的時候，不容易直接聯想到這些事情，竟然會引發自己的身心不適。

可是回過頭來檢視這些過程時，總會發現有一些恐懼不安藏在日常生活裡，偶爾閃過幾個覺得會被傷害的片刻，直到某天壓垮了最後一根稻草，變成了某一種精神病症。

罪惡感是侵入型思考的根基，你會不斷地思考：「我這樣做，會不會被人發現？如果被發現，我就會身敗名裂！」

那個身敗名裂的幻想一旦失控了，精神病特質就會演變成嚴重的情緒困擾或精神疾病。就像有時候，我們會用大吃大喝來處理這些情緒，這可能慢慢變成暴食症，但也可能不會。

有時候，我們會反覆檢查房門是否鎖好，以保護內心感到脆弱的自己，這可能慢慢變成強迫症，但也可能不會。

有時候，我們在公司被老闆臭罵，在家中被爸爸批評得一無是處，在感情中被伴侶的情緒壓得快要窒息，同時間發生這麼多的不如意，也可能閃過乾脆結束一切的死亡念頭，這可能慢慢變成嚴重憂鬱症，但也可能不會。



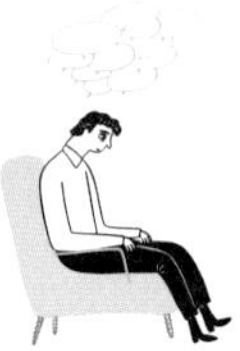

## 不能說，才是最大的傷害

這些特質的發展是十分正常的。因為**有這些片刻，我們才知道自己處在需要調適的身心狀態**。

只是那些壓抑過後的焦慮，很少被拿出來端詳，甚至當我們要拿出來與其他人討論的時候，可能不安地認為：會不會只是小事情？會不會被說太敏感？我們感到很多的否定與批評，於是放在心裡忍著，直到出事的那一刻。

不能說，才是最大的傷害。

在壓力較大的處境中，原初焦慮會擴大。原本的焦慮卡在心中沒辦法排除，形成複雜型焦慮。成長的過程中，焦慮融入你的人格，成為一種慢性症狀。

這些情況下，有些人會演變成人格疾患，有些人看起來非常正常地過生活，只是當遇到了某些難以承受的事情時，心裡的這股焦慮、生氣或難過就會炸開。

精神病特質經常被社會文化掩蓋，例如心中有負面情緒時，如果透過工作來消除，那似乎就很正常。就算每天工作十五個小時，也只會被說工作狂。他自己可能有感覺心裡怪怪的，但仍舊用工作壓抑這些感覺。

如同隨身佩帶護身符、念經敲缽禱告、喊「呸呸呸」驅邪，用一種自認正向的行為去抵擋負面想像的入侵。

無論是身敗名裂的幻想、自我傷害的行為、工作或宗教上的偏執，都是一種試圖解除焦慮的儀式，只是社會文化的接受程度不一。

這在強迫症中最為明顯。當想到不吉利的畫面，就必須將雙手清潔七次、用意念推開汙穢的空氣，但這些行為和上述的「驅邪」有什麼不同？

## 強迫症被定義成精神疾病的原因

強迫症被特別定義成一種精神疾病的原因，除了明確地干擾到日常生活功能，更多是因為那些行為並非大眾認可的行為。

如果今天每個人都覺得洗手七次才是合理的行為，這樣那位強迫症患者還會被醫師定義為病人嗎？相反地，我的家人每天需要念經十個小時，儘管他完全沒有自己的生活了，但他覺得不繼續念會產生可怕的災難，這算不算是一種強迫症？

當我們在強調理性的過程中，有時候過度強調自認為的理性，結果就是讓理性變成了非理性，反而失去了人該有的原始情緒，剩下害怕與擔憂，成為了非理性的奴隸。

精神病特質則是在看似正常的生活中，極度焦慮下一瞬即過的念頭。

一個理性且整合的思維是：「我能夠清楚知道我在做什麼，從目的、過程到結果，而非模模糊糊地覺得，我就是要做某件事情，否則會不舒服。同時，我也能尊重他人，也能替自己負責。」

只是這個過程，**對於被他人期待已久，已經失去自我的人來說，是一件不可能的任務。**

例如以下的案例：

Grant長期被媽媽要求賺錢養家，他考上醫學院，成為主治醫師。業餘時間，他幫人算塔羅牌。

Grant清醒的時間都在助人，但對他來說，輕鬆地看看塔羅牌的書和替朋友算命才是他的理想生活，但是每一件事情只要做了，他都矛盾地想要做到最好。

就像小學彈鋼琴時，爸爸要他通過最高級檢定，能夠當家教。國中想學現代舞時，也被要求進入選手培訓班。Grant沒有一次能夠抵抗成功，因為那也是他滿足從小貧困的爸媽的一種方式。透過自身的才能，讓爸媽感到被補償。

而在Grant心中，極度擔心下的幻想是：「如果我不賺錢養家，爸媽就會流落街頭，最後餓死或凍死。我還會被當成不孝子，被所有的親友數落，再也抬不起頭。」

這個念頭很隱晦，也是在我們諮商進行了八個月後，Grant才慢慢地找到自己在潛意識中有這樣的想法。

只是，覺得再也受不了的時候，Grant告訴我，他一切都不要了，他要直接出家修行。

對Grant來說，一直覺得爸媽的需求就是他的責任，當他思考到自己的需求時，馬上就和爸媽的需求緊緊黏合在一起，所以**當我邀請他思考自己想要什麼時，他反而相當恐懼**。

要和爸媽分離的罪惡感糾纏著Grant，讓他不想再思考。

## 當內心的渴望無法被滿足，只能改由對父母生氣

Grant一方面透過工作疲憊，讓自己麻痺，一方面工作帶來的金錢又能滿足爸媽期待。

但還有被藏起的一面：他內心渴望擁有自己的生活。

具傷害性的關係選擇，往往是焦慮的最初來源。

可能產生兩種狀況：

1 **直接對關係中的人不滿，但會產生罪惡感**，覺得「我不應該這樣對他」，可能也會被對方覺得「你怎麼可以這樣對我」。於是，慢慢地就不願表達了，而變成第二種狀態。



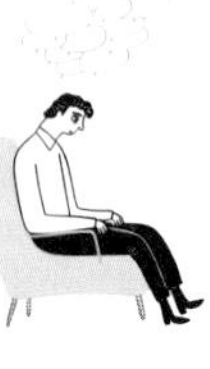

2不會將心中的不滿表達出來，**改為一種廣泛的、模糊的煩躁感**，變得激動易怒，自己一個人的時候則是容易鑽牛角尖。

你感到委屈與孤單，沒有人能夠真正理解自己，不安的感受潛伏在生活中每一個時刻。

Grant內心的渴望無法被滿足，他只能改為對父母生氣。

Grant腦中閃爍著災難化的想像，但卻仍不敢說出自己的想望。

# 為什麼要細究焦慮？

## ——別再說：「你不要擔心就好了。」

我們在為某些事情擔心時，總會聽到旁人說：「你不要擔心就好了。」這反映出現代人對於內心情緒的壓抑習慣。

焦慮是生活困擾的一個籠統診斷，幾乎每一個人都曾經說自己處在焦慮中。

但我們說焦慮時，究竟在說的是什麼？

將焦慮細分清楚，即是不願將焦慮簡化。因為我們在為某些事情擔心時，總會聽到旁人說：「你不要擔心就好了。」但對當事人來說，他的害怕是如此真實，他的焦慮也有其根據，但聽到的話語卻是要他將自己的情緒摒棄，好像那些情緒都是多餘的。



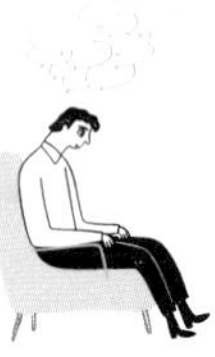

這也讓他更覺得自己的想法不對，或是與他人格格不入，因此越來越遠離人群。

## 現代人對於情緒，已習慣壓抑

「你不要擔心就好了。」還有很多說法，像是「你去做其他事情分心。」「你太鑽牛角尖了。」「不要想那麼多。」這反映出現代人對於內心情緒的壓抑習慣。

**在一個追求正向情緒與高效率的社會中，負面情緒不被允許表現，人性也被低估為若A則B的單純邏輯。**

這些話語的確有它的用處，但僅限於內心沒有任何阻礙的時刻，我們能夠毫無困難的調整內心狀態。

但人類的心智運作並不可能沒有阻礙，生命的發展過程也不可能毫無困難，因此給了幾句指示性的話語或方法，並不會真的有效。

## 焦慮是一種從小養成的習慣

因為焦慮是一種從小養成的習慣，也許是看著爸爸用力掙錢的拚命、看著媽媽對婆婆的恐懼，讓我們「熟悉」與「學會」焦慮。

**這一種學習不僅是「刻意練習」，甚至是一種「深度學習」**，形成了細微到難以覺察的「原子習慣」。

許多人學習了相當多知識，卻對自己的心智一無所知，也就難以覺察情緒的慢性影響。

但我們可以多了解自己思考與情緒的運作，反思自己內外在相對應的狀況。

這些焦慮的過程，每個人都會有，只是有沒有發現，以及是否造成嚴重影響。



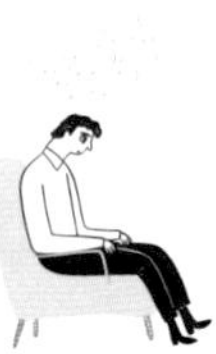

# 情緒轉移

## ——不只對原本的人事物帶有情緒，當情緒太大時，會轉移到其他的人事物

從小受家暴長大的女孩對我說，雖然她現在長大了，但看到爸爸的皮帶還是會怕，因為當初爸爸就是用皮帶把她打到瘀青。現在的她，看到男友的皮帶時，仍會有意無意地閃躲，不去看。

焦慮是因為真實的外在恐懼，還是因為內在的心裡害怕？在諮商室中，經常會發現個案極為恐懼某些事情，但當真的去談論這些恐懼時，個案又能理性地判斷沒有威脅，但馬上又會因為覺得有威脅而焦慮。

最好的例子就是強迫症。患者能理智地說沒有被細菌感染，但下一秒鐘又會因為害怕細

菌而去洗手。

內在焦慮似乎和外在恐懼是兩回事？

如果外在恐懼和內在焦慮是兩回事，我們要問的是：

## 1 兩者是如何連結在一起的？

許多人看完鬼片之後，會轉頭看看四周，檢查那些令人害怕的鬼怪是否出現。同時，他也會害怕看到鬼片中的象徵物，例如洋娃娃。

如同從小受家暴長大的女孩對我說，雖然她現在長大了，但看到爸爸的皮帶還是會怕，因為當初爸爸就是用皮帶把她打到瘀青。

雖然現在的皮帶不是當時的皮帶，現在的爸爸也不是當時失業發酒瘋的爸爸，但那份恐懼仍舊揮之不去，且會擴散到不同的皮帶。

現在的她，看到男友的皮帶時，仍會有意無意地閃躲，不去看。

她雖然沒有被明顯的強迫症困擾，但這個「想到會恐懼，用行為消除焦慮」的狀況，像極了強迫症，只不過是梳理好的前因後果，所以她能夠描述出一個清楚的故事。

但對強迫症患者來說，最困擾的就是，說不出這樣的脈絡，因此連患者自己都認定是個奇怪的精神病。

**當皮帶等同於受傷和恐懼，恐懼又轉移到其他皮帶的過程，我把它稱作「情緒轉移」**，也就是他不只對原本的人事物帶有情緒，當情緒太大而無法承受時，情緒會轉移到其他的人事物。

這也帶出第二個需要細究的議題，真正讓女孩焦慮的是什麼？

## 2 真正焦慮的是什麼？

上述這位焦慮的女孩，她不只是看到皮帶才會焦慮，她想到皮帶也會焦慮。

當情緒受影響，導致內心更脆弱時，她**甚至會感受到「自己變得好渺小，社會上壞人這麼多，身旁的人也沒同理心，整個世界好像會把我壓倒」**。

她可能不會想起被爸爸毆打的事件和現在的焦慮有關，但當回憶湧現，好多的委屈和害怕都隨著眼淚流出。

同時，看著爸爸喝醉卻沒辦法的無奈、沒有媽媽能依靠的失落、家中重男輕女的數落，好多好多的負面情緒混雜在一起。

當我們能一同梳理與了解這些事情，慢慢地，**她才能將現在的焦慮、擴散後的失控感，還原回當初的恐懼、無奈、失落、羞愧**。

我們要處理的就是這些經過扭曲的原初焦慮。



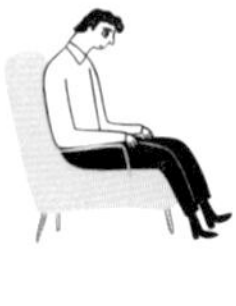

# 你什麼時候意識到自己在焦慮？

## ——事情過了，你就不焦慮了嗎？

我更小的時候，每幾天就要經歷一次強烈的家庭情緒風暴。為了不被掃到颱風尾，我都需要保持警覺，繃緊身體，隨時想著什麼時候要逃跑。

久而久之，將腋下夾緊變成了一種對抗焦慮的強迫行為。

當我們焦慮時，我們常會形容心中有一塊大石頭懸在那兒，但大石頭來自何方？

你可能會說，最近和男友吵架時的煩躁，或是股票大賠後對錢的擔憂，或是職場上不斷趕報告死線的壓力。

這些都對，也都是你「現在」正經歷最真實的外部現實和內心感受。

但事情過了，你就不焦慮了嗎？

雖然感到大石頭稍稍放下，但**一部分的人，又會為其他事情操煩**。那塊石頭不斷被舉起又放下，放下又舉起。

「這是不是一種強迫症？」這是我在諮商中遇過焦慮的人前來時，最常問的問題。

某種意義上來說，它們算是強迫症啊，只不過沒有達到美國精神疾病診斷與統計手冊（DSM-5）中強迫症的嚴重程度，也還不像強迫症有強烈的侵入型思考和明顯的強迫行為。

但為什麼我說算是強迫症呢？因為這些行為都是「焦慮的溢出」，只不過還在看似合理的範圍內。而強迫症是連患者本身都覺得不合理了，卻仍舊被迫照做。

## 面對焦慮，我們常選擇壓抑

當我們內心不安，卻又無法找到明確的語言命名時，常會以「焦慮」來泛稱這些感受。

但通常，我們出自許多原因，不願去看清內在的感受，或是不想用更多的回憶畫面和話語去描述，反而選擇壓抑。

最常見的就是：「我不想讓別人覺得我在抱怨」、「那樣顯得很脆弱」、「說了只會被討厭」。

**當情緒經驗無法找到語言的歸宿，它就只能無以名狀的飄散在心靈各處，在各種可能被勾起的場合又從心靈浮現。**

讓你處理完這件事，又對下一件事擔心，周而復始。

## 焦慮過於強大時，會產生替代性的行為，如咬指甲

一個人焦慮時，他的覺察能力會限縮。為了將更多的注意力集中在可能產生危險的情境上，他需要耗費更多的心思在特定的思考中。例如開會時一直擔心被老闆叫到，他可能全神貫注地自言自語、準備講稿，無暇分神在開會的內容中。

而當焦慮的感受過強，他卻難以切斷時，便可能產生替代性的行為，像是開始咬指甲或轉筆。這類型的狀況，屢見不鮮。

要是焦慮的強度提高到他難以負荷，便會出現呼吸困難、不停塗改或來回劃線等強迫行為，這是他緩解焦慮的一種無意識手段。

他的精神狀態維持在破碎的狀態，才不至於經驗到太過強烈的焦慮而失控。

## 強烈的家庭情緒風暴

我從小就容易「想太多」，像是擔心天空會塌下來、戰爭會爆發、我的老家澎湖會因為海平面上升被淹沒。

小學五年級時，我想到了絕佳的預防方式，那就是若我能將腋下夾緊，或許可以避免上述的災難發生。

當我們處在長期焦慮中，常會做出毫無邏輯的行為，只為了讓自己好過。可能當下說不出原因，但，久了反而成為一個困擾。

就像當我更小的時候，每幾天就要經歷一次強烈的家庭情緒風暴。為了不被掃到颱風尾，我都需要保持警覺，繃緊身體，隨時想著什麼時候要逃跑。

久而久之，將腋下夾緊變成了一種對抗焦慮的強迫行為。

儘管後續的家庭已經不再有紛爭，但無意識仍留下這項行為的痕跡，在許多焦慮時刻再度浮現。

## 我擔心我所重視的人事物會衰亡……

當然，現在回頭看，會覺得荒謬。

但對一個小學生，且宗教氣氛濃厚的家庭來說，有些難以理解的儀式化行為並不奇怪，這就像是家人會拿符水四處噴灑一樣正常。

到了國中，我開始為更多「真實」的事情擔心，例如我會不會在路上被車撞死、坐飛機時墜機而死、被莫名的細菌纏身病死。

所有的執念都導向「我或我所重視的人事物是否會衰亡？」。

但這些焦慮感卻和眼前的事情未必有關，大多是我看到新聞或是聽見某個危險的傳聞，於是開始為了那件事情擔心，而原本擔心的事情就會被擱置一旁，覺得沒那麼嚴重。

如此，我真的是在為那些事情擔心嗎？還是我只是在「找事情擔心」？這麼說，並非「只是想太多」。

「找事情擔心」指的是，原本難以描述的擔心，剛好藉由「似乎該被擔心的事情」給誘發出來，所以**我們的確擔心眼前的事情，但內在深層擔心的其實是更久遠以前，尚未被處理的負面情緒**。

## 災難化思考

——總會想到許多不好的事可能發生，越想越嚴重，最後成為難以挽回的災難

身邊的親友大多叫你不要想就好了，即使是一般的心理治療，也常叫個案用「正念」處理災難化思考。

對於習慣了焦慮的人，總是會想到許多不好的事情可能發生，也容易越想越嚴重，最後成為一種難以挽回的災難，這稱作「災難化思考」。

身邊的親友大多叫你不要想就好了，即使是一般的心理治療，也常叫個案用「正念」，讓這些思緒如浮雲般飄過就得以平靜。

這些方法並沒有不好，只是**對於身處在嚴重焦慮中的人、幾十年來焦慮都如影隨形的人來**



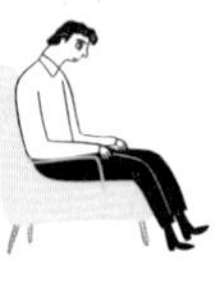

**說，並不會因為一個「方法」或一個「轉念」就得以改善。**

我們在深度的心理治療中，需要進一步反思以下三點：

1 災難化思考是如何被形塑出來的？

2 為了避免災難的發生，把事情做到最好的「完美主義」如何造成困擾？

3 **你是否控制了人生，但失去了自我？**

## 完美主義

### ——我們想要把事情做到毫無瑕疵

對完美主義者而言，他的標準會不斷上修，所以根本沒有完美的那一天。而在Hedy心中，永遠都有個嚴厲的聲音批評著：「你還不夠好。」

完美主義是我們想要把事情做到毫無瑕疵。大多時候，這變成了一種貶義詞，指的是一個性格中極端偏執的部分。

完美主義在日常生活不會有太大的影響，頂多自己累一些，別人覺得你很辛苦。但當生活中出現難以掌控的事情時，像是新冠肺炎的疫情，完美主義會強烈地出現。因為改成在家工作，可能無法讓你即時掌握所有的狀況。



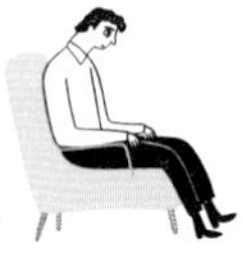

這份**未知會誘發出明顯的焦慮**，而唯一能夠掌控在自己手中的事情，就是自己的事情，而且是那些理性的、有明確標準的事，通常就會造成工作上嚴格的完美主義。

**「我一定要把它做好，否則我就是完全的失敗。」**

做好工作不是一件壞事。完美主義指的是過度的追求完美，使得我們花費大量的時間把一件事情做到毫無瑕疵。

這個時間花費可能和事情完成與否無關，而是**與你心中的感受有關**，例如要把報告中所有的字看過很多遍，無數次檢查錯字和語句通順程度。

對完美主義者而言，他永遠都覺得有瑕疵，而且他的標準會不斷上修，所以根本沒有完美的那一天。

這是一個非黑即白的過程。要不是全好，就是全壞；要不是把這件事情做到無可挑剔，要不然就是全部重來。

他心裡會頑固地認為：「我一定要把這個東西做好，否則我就是完全的失敗。」

例如以下的例子：

Hedy找我諮商時，開宗明義地說自己不夠好，想要提升自己，卻不曉得該怎麼辦。

但此時的她，正在全台灣最頂尖的大學攻讀博士班，在全球百大企業擔任主管。

「我覺得自己非常、非常的爛，所有看起來成功的事情都是假的。我的博士班是因為以前的老師寫推薦信才進去的，他們只是賣人情。工作也是他們找不到人，我只是臨時頂替，而且根本沒人想當主管，我才會被安排到這個位置。」

Hedy說話時慌張顫抖。

「我感覺到，當你處在更高的職位時，你會有更強烈的愧疚感，覺得自己不值得。」

「對，而且我一定會失敗，然後被他們都看不起，最後只能去當乞丐。」

Hedy的災難化思考相當強烈。

「我滿好奇，你的在校成績怎麼樣？」

這時候客觀的評估很重要。得先知道一個人的內在現實和外在現實的差距。

有些人可能真的如同Hedy說的，是靠大量的運氣和小聰明，所以真的要發揮實力時，她就有強烈的會被識破感。但也有更多的人，其實很有能力，但心裡的不安使得她把自我視為極端失敗者。

「上學期是全班第二名，但、但只是運氣好，之前也都只有第五名左右。」

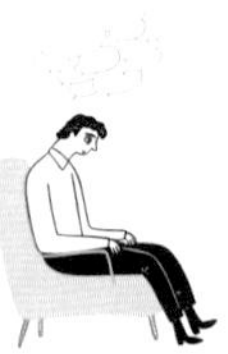

Hedy很擔心我覺得她其實有能力，而不幫助她。

細問之下才知道，學校教授和班上同學都十分讚賞她，公司的老闆也相當重用她，不管在學校或公司表現都是一流。

只是，在Hedy心中，永遠都有個嚴厲的聲音批評著：「你還不夠好。」

Hedy覺得當初沒有考上全世界最好的學校，這是失敗。沒有進入最理想的全球第一的企業，這是失敗。

但當我問她，就算進去了，她會覺得自己夠好嗎？

她想了想，覺得不會。

Hedy突然發現自己永遠都不會覺得足夠好。因為就連去幫媽媽買醬油，她都會擔心半天，深怕自己買錯，而就算買回來了，媽媽也會再挑出其他毛病。

事實上，Hedy的家庭極端嚴厲。阿公總是批評爸媽錢賺太少，即使爸媽都是醫師。而爸媽也同樣的沒自信，又會把這份沒自信加諸在Hedy身上，訓斥她要更努力，只有提升自己的能力才不會被淘汰。

這份**家族遺傳的言教、身教，理所當然的烙印在她心裡**。

「不夠好」是促使她往前的動力，但卻讓她只能看到目標多麼遙遠，而沒辦法在同時間，**理解與體諒自己身後走過的千里路**。

## 永遠沒有完美的一天

對於極度嚴厲的完美主義者，他身處在一個全黑的世界，常常感覺到不被人接受，就算被一些人接受，也還是不夠。

因為原本在全黑的世界中，那份批評所造成的傷害實在太強烈。現在的他，需要完全的被接受，因此他也才想要到那個全白的世界。

他想要世界可以是白色的。但只要他的世界出現白點，那在全黑的世界，反而特別礙眼，對他來說，更像是一種汙漬。

這是一個矛盾。沒有慢慢地塗上白色的線條，怎麼讓全黑的世界變白呢？但是一塗上白線又覺得彆扭。

於是，如果要改變，就要直接的徹底改變，直接讓世界變成全白。

而我們都知道，這是個魔法般的幻想。

在現實世界中，他會提高標準，但提高後，他還是會覺得不夠好，然後再提高，不斷地



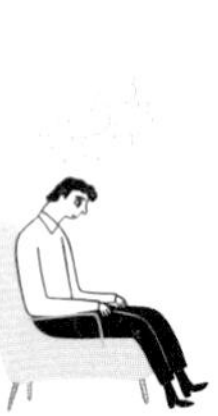

受苦，不斷地提高，他希望有一天直接感受到自己是完美的。

但一個人不可能毫無瑕疵，尤其是一個無法接受有瑕疵的人，更無法接受。所以他的世界也永遠沒有完美的一天。

## 非黑即白的痛苦世界

非黑即白的狀態很痛苦，可是，就是沒辦法克制自己的焦慮不安。

我們若能覺察到自己處在這樣的全黑世界，可以先問問自己：「我是怎麼進入全黑的世界？」

**會不會在有明顯的外在困境之前，自我批評的聲音或者被其他人批評的聲音，已經讓你的世界逐漸黑暗，越來越覺得沒辦法接受自己？**

而在明顯的外在困境出現後，成為壓倒駱駝的最後一根稻草，讓心中的黑點擴散為全黑的世界？

這個狀況經常是，從原初焦慮演變為複雜型焦慮的緩慢過程。

Jerry心中仍留著當初那個匱乏的孩子的感受。能夠自己賺錢的他，才會被誇獎，那也是他最自豪的特質。

因此，金錢成了Jerry內心的自我價值來源。

## 自我價值

### ——自我價值是撐起一個人的核心

人的性格在被形塑的過程中，他會越來越知道自己是誰，自己與他人的關係模式，自己的生命想要什麼，而其中極為重要的一項關鍵，就是他的自我價值。

自我價值是撐起一個人的核心，他之所以在運動、工作、談戀愛，都是基於他對自己有某種程度的信心。知道自己想要什麼，知道自己正在做什麼，知道未來可以通向何方。



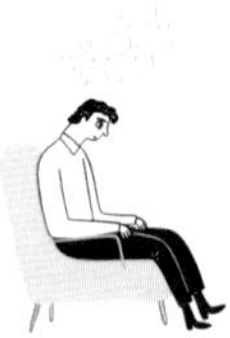

但當然，每個人的自我價值感不一。

當一個人挑了份自己想要的工作，卻每天抱怨工作內容，而老闆責備他連一點小事都做不好時，讓他更沒有信心往想像中的道路前進。

這條路可能是他自己摸索出來，可能是受家庭價值觀影響的選擇，也可能是被逼迫下，不得不做。

總之，當人的理想受到挫折，他就會焦慮。

因為原本內心訂定好的未來被打亂，他所自豪的，或至少是還能夠有一點信心的部分受到攻擊了，他就需要為自己辯解，並集結內在的能量來抵禦外界的傷害，使他的自我認同不至於潰散。

例如以下的三個例子：

## 覺得自己「不夠格」

Irene是位會計師，但她一直想要成為全職作家。

Irene買了一些書，參加過好幾期的訓練課程。我知道她有很好的能力，但始終覺得自己不夠好而感到挫敗，又因自我挫敗喪失對寫作的熱情。

Irene每次寫完都會再刪掉，周而復始。最後，她再也不碰寫作，因為她極為受挫，且變成告訴朋友們，她沒有夢想，只想清悠地過完這一生。

但Irene又持續地抱怨工作環境差，且不敢動手修改履歷的狀況，也讓她無法轉職。Irene能舉出種種社會不利因素，像是剛經歷新冠肺炎，沒有公司在徵才，或是新公司開的條件沒有很好，這些都是部分的現實。

但我們在諮商中討論到，她覺得自己「不夠格」才是主因。即使理智上也知道逐步嘗試才有機會，但她在情感上就是認定，如果不能每篇貼文都有一萬個以上的讚數，那就是失敗。

如果她的朋友覺得那篇文章不會紅，她就不會發表。如果她的家人沒有給予足夠的肯定，她就覺得做不下去。

因此，她**寧願放棄所有的機會，也不要被自己和別人瞧不起**。

對Irene來說，想要做自己，又覺得自己不行，因為做自己就要忍受高度的不確定性，而為了避免被強烈的質疑，最終的結果就是焦慮癱瘓了所有行動。

有時候，我們的理想設定很高，但現實沒辦法符合，也就是**現實自我和理想自我的差距過大，便會產生自我價值感不足**，覺得自己沒用。

一方面，心中迫切地想要做得更多、更好；另一方面，行為上又被焦慮綑綁而沒有任何作為。

而沒有作為卻又有著高度理想化的時刻，也最容易讓我們陷入完美主義那全黑的世界，只剩下焦慮在空轉。

## 心中仍留著那個匱乏孩子的感受

Jerry去年開始投資股票。他每天盯盤，立志當一位全職交易者。在此同時，Jerry開始把身上的現金通通投入股市。

Jerry第一次發現股票像是一種電玩，當蒐集夠多的正確資訊，且持續有大量金流匯入，就能賺取價差，且比其他人有更好的績效。

不過，Jerry發現不對勁的時候，是在那些沒有開盤的日子。

Jerry不曉得自己要做什麼。雖然賺了許多錢，但是他不敢花錢，他也不曉得該怎麼花錢。

Jerry試過吃大餐、買頂級電腦設備、遊戲中無止境的課金，但都只感到短暫的開心。

Jerry開始覺得，自從進入股票市場後，像是找到了生活重心，但也變得不能沒有這項東西，否則他的生活又會掉入無垠的空虛。

Jerry第一次來到心理諮商，是因為媽媽的疾病迫使他需要花費一大筆錢。Jerry一方面覺得這純粹就是孝順的表現，但另一方面，他也感受到強烈的被剝奪感，他覺得自己即將破產。

Jerry在醫院心跳加速、喘不過氣，被送到精神科後，被轉介到我的諮商室。

在和Jerry的談話中，我感覺得到他是個焦慮的人，但不是因為講話很快或手腳亂動的那種，而是他的態度很嚴謹。Jerry一直都是彬彬有禮，沒辦法讓自己放鬆散漫。

後來我才知道，Jerry對於諮商費用很擔心。因為每一次的花費都像要他的命，即使他已經透過本業，獲得財富自由。

這也是Jerry前來諮商的主因。他知道自己沒有花錢的壓力，但每次花錢卻又都斤斤計較。只要有大筆支出時，都會讓他失眠好幾天。

對Jerry來說，最重要的事情就是金錢，也是他證明自己有能力的時刻。

雖然原生家庭貧困，但是Jerry小學就開始打工。國中就在鄉下買便宜的玩具到上學的城市，高價賣給同學，上大學時，他已經開了一家實體店鋪，專門從東南亞進口商品，賺取價差。

大學畢業前的存款，已達到八位數。

後來就是Jerry越賺越多錢的故事了。但出現異狀的是，他心裡卻越來越擔心失敗。Jerry說，當他過去窮困時，就算生意失敗，也不過是少量的損失，但現在的失敗在感受上，卻是鉅額的。

例如公司上一季的虧損，就可以供給他小學六年的學費和生活費，這對現在的Jerry來說，當然是一筆小錢，但對讀小學的Jerry來說，卻是一筆大錢。

Jerry心中仍留著當初那個匱乏的孩子的感受，因此仍需要努力掙錢。能夠自己賺錢的他，才會被誇獎，那也是他最自豪的特質。

因此，**金錢成了Jerry內心的自我價值來源**。花錢並非只是實際財產的減少，就像要幫媽媽出的那筆醫療費用，在家中的沙發翻一翻就有了。

花錢最主要的意涵在於，會讓Jerry感到自信心正在流失，因為他原本的穩定、優秀、有能力等正面特質，都是仰賴於自己賺了多少錢，而非實際的能力與聰明才智。

當一個人將自我價值投注於外在事物，那麼，他會做的事情只有一項，就是緊緊抓住它。

但若被撼動時，他也會隨之潰散。

### 難以面對讓他人難受的自己

Kathy和男友交往九年，但其實在第二年後就發現彼此的價值觀不合。

Kathy發現對方不如自己想像的外向與上進。Kathy喜歡到處旅遊、交朋友，但男友最討厭大自然和社交。Kathy喜歡爬山、潛水等戶外活動，男友則是希望假日在家追劇、打電動。

對男友來說，這一段關係可以各做各的事情；但對Kathy來說，她希望找到一個伴侶，能夠一起享受興趣。

可是，Kathy說不出口，因為男友除了這點不同外，幾乎沒什麼好挑剔的。她深怕說出分手，自己變成了壞人。

於是，Kathy花了七年的時間忍耐，即使中間有提過幾次，想要冷靜思考這段關係，但

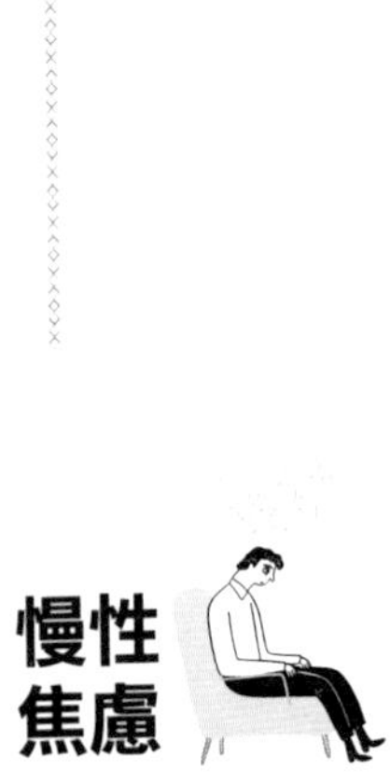

男友感到難過時，她很快地安撫對方後就恢復正常關係。

自由意味著承擔起相對應的責任，能夠正視自己的感受，也尊重他人。Kathy在這段關係中，雖然不斷抱怨和男友的價值觀不合，但她也難以面對讓他人難受的自己。

而當Kathy持續依賴這段關係，她就失去自己。如果她可以從這段關係獨立，也才能真正進入理想的感情。

Kathy覺得自己能夠掌握自己的情感，且可以讓伴侶開心，更是她賦予自己價值感的來源，但在這段關係中，顯然與她原先認定的自我有所落差。

當一個人不允許某些事物離開，即使再痛苦都要緊緊抓著，我們要知道，被抓著的東西肯定不只是表面的意思，還有更深層的意涵摻雜其中，而那**通常涉及我們如何看待自己**。

●●●

人在成為自己的過程中，當被焦慮不安給占滿時，我們需要被安撫、陪伴、給予保證，才能勇敢地持續走在成為自己的道路上。

可惜的是，大多數人的身旁並沒有如此完善的照顧者。因為照顧者本身也幾乎沒有被好好照顧的經驗，使得他們也不曉得該如何給予孩子適當地安撫與支持。

## 將情緒控制權拿回來

**當心情不好的時候，經常是我們將情緒的控制權交給了其他人，所以其他人心煩意亂或是有不同期待的時候，讓你也跟著煩躁和焦慮。**

當你能夠主導自己的情緒，把情緒的控制權拿回來。不讓外在世界影響到你內心的小房間，這是一種處理焦慮的方式，尤其是看清楚那些東西如何入侵你的內在空間。

心理治療中，我們會再進一步反思，這個控制權是怎麼被交出去的？

比較表層的說法是，我們不想要負責任，所以就交給其他人決定事情，後果也不用自己承擔。

雖然會有不開心和抱怨，但也不至於讓自己的自尊受傷，畢竟那是其他人的決定。但久了之後，我們會對於自己的價值產生懷疑。

因為在做的是別人交代的事，成為了別人要我們成為的人，而那和我們自己認定的方向



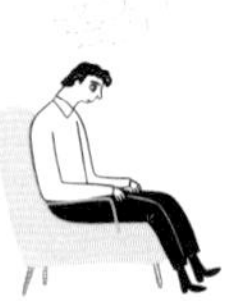

肯定有落差。

在缺乏自我覺察下，漸漸地，對於這樣的生活感到煩躁鬱悶。

## 我們的內心是否有一個地方，能緩衝消化和設立界限？

倘若，我們再看得深入一些。孩童時候的我們，情緒的控制權本來就不在我們手中，或者說我們也不曉得怎麼拿捏，哪些部分要交由父母，哪些部分要交由自己。

那個時候的我們，還沒有能力判斷當父母說我要替你負責的時候，或是我要你考上知名國高中大學的時候，我們沒辦法判斷或違背那些大人的強烈意志。

甚至，當我們還是孩子的時候，本來就需要交由父母決定我們的去留，我們的情緒狀態，也需要被安撫。

那時候的我們，沒有心裡面的那個小房間。那個小房間是被培養出來的，也就是我們能不能夠在內心有一個地方，緩衝消化和設立界限。

這影響了我們日後能不能有自己的思想，**尤其是思想被批評時，相信自己與有彈性調整的能力**。

## 當孩子心裡的避風港被破壞

在一個友善健康的家庭中，父母能夠在我們哭鬧時給予安慰，在我們做超過界限的事情時給予提醒，在我們真的受傷時，扶著我們重新站起來。

但相反地，當在一個不友善或不健康的家庭中，父母沒有這種能力。

父母甚至用指責的方式告訴你：「你應該要照著我的想法做，才是乖巧聽話，不然，我就丟掉你。」孩子也只能被迫將這個情緒的控制權交出去。

不論孩子做出的行為是順從，或是反抗。對於孩子的小小心靈來說，都是一個避風港被破壞的時候。

那對孩子很殘忍，因為他在真的受傷時，沒有地方能去，也就讓那份焦慮變得更巨大，得要花費更多的心力，才能扛起來。

而沒有辦法承受那些焦慮煩躁的結果，就是被壓得喘不過氣，壓得乾脆想要放棄人生，陷入無止境的憂鬱。

## 焦慮有時反而是一件有益的事

事實上，當一個人長期失去情感，處在「認命」的假我狀態，能夠產生焦慮反而是一件有益的事。

因為他內心自主／獨立／看清現實的部分，再次活躍起來，但這時，很多人傾向把這部分的自己壓抑回去。

表面上，是讓自己不焦慮。但實際上，若真要去對抗從小到大都順服的媽媽、權威人士、體制法規時，他擔心自己沒有足夠的力量，可能會滿身是傷，敗陣而退。

因此**為了安全，他選擇安逸，也免除了當下的焦慮**。

但是，當他持續處在被控制的關係中，他真能安心嗎？還是某一天遇到更強烈的挫折時，會以爆炸性的形式展開反擊？

在心理治療室中，看到的大多是，這種反擊的破壞力，只會少量的反應給控制他的人。畢竟習慣了順從，忤逆會讓他產生強烈的罪惡感。

更多時候，他將破壞力倒回自身。

他認定自己沒用，**責怪自己不勇敢，產生自我傷害**。

## 選擇從外在標準來撫慰焦慮，注定會失效

在成長的過程中，每個人都肯定會焦慮。因為我們根本不可能解決焦慮給出的問題，那

些都是無法回答的問題，像是伴侶是否心無旁騖地愛著自己，家庭的愛是否純潔無瑕，這份工作會不會是最好的選擇。

當我們選擇從外在標準來撫慰內心的不安時，注定會失效。因為自我價值並非建立在打從內心的明白，而是透過外在的證據，映照出焦慮的自己。但外在的東西終究會消逝，如果尚未建立起自信，那麼，你也會跟著崩跌。

一個孩子出生時，他帶有一些天性，但此時仍是一張偏白的紙，仰賴的是往後幾十年裡，主要照顧者能否給予足夠的信心與勇氣，讓他也能夠信任自己是好的，打從心底有自信。

有捨，才有得，這聽起來是一句老生常談，不過在人類的情感經驗中，並非如此。我們在潛意識中想像的是：我全部都要，因為這樣就無須做選擇了。

網路上流傳一句話：「小孩才做選擇。」但相反地，我在心理諮商中看到的是「小孩才無法做選擇」，因為他還沒有足夠的勇氣，承擔失去另一個選項的自己會變得如何。

## 焦慮就是無法被執行的欲望

我們的選擇與我們能否正視自己的欲望有關，也就是「我」是否能「成為我自己」。無法被執行的欲望，就會轉變為焦慮，作為一種能量釋放的形式。換句話說，焦慮就是無法被執行的欲望。

欲望是什麼呢？通常是那些我們覺得自己不應該擁有的情緒與情感，但卻是**身而為人，需要變得完整的重要部分**。

當我們壓抑了那些情緒與情感，變成一種扭曲的方式呈現或不呈現，那麼，就會出現令人費解的行為與精神困擾。

## 壓抑

——我們的許多意念被壓抑到「潛意識」，讓我們察覺不到痛苦

Laura告訴我，有一種強烈的焦慮感是，會被書頁的尖角戳瞎眼睛，而默念頁數有一種能自我保護的安心感。

每個人都有許多痛苦。痛苦來自工作壓力、感情困擾、原生家庭的情緒威脅，但我們平常不會特別專注其上。

一方面，我們還有很多事情要做，另一方面，我們也沒那麼想面對，尤其是事態還不嚴重時。

或者換個說法，我們在心裡希望這些事情不要那麼嚴重。而當還能分心不去管，就好像沒那麼嚴重。

因此，在人類心智中，許多意念被排除在外，壓抑到一個稱作「潛意識」的地方，讓人察覺不到痛苦。

但這些被排除在意識之外的意念，又會以各種方式再度展現出來，而焦慮就是其中一種最廣泛的形式，它又會衍生出各種不同的精神病症。

## 我們習慣將大小創傷，塞進潛意識裡

佛洛伊德寫道：「焦慮是通行無阻的交易工具，不論上面寫了什麼觀念、內容，**只要被壓抑了，任何情感衝動便會被轉換成焦慮。**」

忍住的情緒會以焦慮的形式代替，就像是當你要把大量的東西塞進櫃子，你使勁地把門壓好，但關不住時，你的雙手只好一直撐在那，以防裡面的東西爆滿塌落出來。

撐著久了，你的雙手會開始顫抖，甚至忘了裡面塞進什麼東西。但因為擔心櫃子裡的東西會摔出來，你只好繼續撐著。

而那雙手的感覺，就是焦慮。

塞進去的東西，就是生活中不願想起的大小創傷。

只是，對於焦慮的人，剛開始，並不會意識到他在焦慮的根源是什麼，只會有那種顫抖的感覺。

於是，人會將自己的行為合理化。覺得顫抖是天氣寒冷而去看醫師，或是肌肉疲憊去按摩，但這些舒緩的行為都做完後，還是發現手仍然在顫抖。

其他原因，可能真的是雙手顫抖的部分來源，但他沒有意識到的是，每天回家都要用力壓著衣櫃的日常，才是使他好不了的主因。

## 我們將焦慮壓抑到潛意識裡

如同許多人因為焦慮前來諮商。雖然帶著當下的困擾前來求解，但在深入討論後，總是發現，那份焦慮似乎不成比例的巨大，且在當下的困擾消除後，強烈的焦慮感並沒有因此緩解。

**慢性焦慮者大多不曉得自己真正擔心的是什麼，甚至許多人並不覺得自己是焦慮的**。但仔細深談後，會發現患者有很多「值得焦慮」的部分，像是深愛的父母剛過世、家庭嚴重爭吵與暴力、維持生計的工作不保，但他們並沒有對這些事件，引發相對應的情緒，反而出現成天坐立難安、酒精噴不停、檢查門鎖無數次。

那麼，我們該問的是，究竟那些情緒真的不存在？還是被壓抑到了潛意識中，而以焦慮


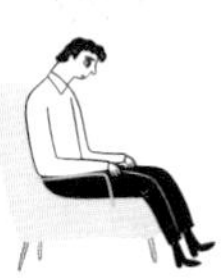

的形式跑出來？答案通常是後者。

**過度強烈的焦慮可能將一個人的精神摧毀**，因此精神結構中，**需要將一部分的恐懼轉變成可接受的害怕，以保護自我**，避免崩潰。

於是，抓住了某些可以擔心的真實，雖然不合比例，但卻能暫時釋放焦慮。

例如以下的案例：

Laura讀小學時，意外看到媽媽在家中和別的男人上床。媽媽發現後，威脅她保密。

後來，爸爸和媽媽離婚了，因為媽媽指責爸爸有外遇。媽媽告訴Laura，這樣才能拿到爸爸的錢。

Laura知道真相，但不敢說。她感到強烈的罪惡感，覺得自己沒有跳出來主持公平正義。

後來，Laura正值國中考高中階段，她出現書本翻頁後要默念頁數的強迫行為。

## 會被書頁的尖角戳瞎眼睛

Laura告訴我，有一種強烈的焦慮感是，會被書頁的尖角戳瞎眼睛，而默念頁數有一種能自我保護的安心感，但這個害怕和保護不曉得是從哪裡來的。

直到我們重新談到媽媽。剛開始，Laura完全沒有任何感受，就是一個她深愛的媽媽，但之後卻又氣憤地覺得沒什麼好談的。

但通常，**在諮商中越強烈的抗拒，也意味著有更強烈的情緒不想，或不能說**，所以我們從最枝微末節的片段談起。她如何和媽媽說話，住在家中如何和媽媽互動，以及媽媽的價值觀如何影響她。

漸漸地，Laura想起媽媽外遇的片段。Laura皺著眉頭，像是發現了不該發現的東西，才一點一滴地說出來。

我們一起還原了擔心眼睛被戳瞎的感受，就像是她潛藏在心中，擔心媽媽會因為Laura不小心說出口而對她的懲罰。

Laura幻想這個為了錢而欺騙爸爸的媽媽，也會為了保有這些錢而傷害她。

## 對媽媽的恐懼，被書本代替

這些幻想在Laura的腦袋中，她越來越覺得害怕，也越來越覺得有可能成真，但這些都不是有意識的想像，而是一種模糊的恐懼。

Laura也不曉得自己在怕什麼，直到我們清楚討論這些幻想和恐懼時，才變得明朗。而當時，這種模糊的恐懼感，正好重疊上考試的壓力。

每當Laura想靜下心讀書，她心中的恐懼也會同時現形，而對媽媽的恐懼，則被書本代替。Laura當時最初的想法是，手指曾被書頁刮破皮流血，那麼一直盯著看書的眼睛，也可能太靠近，而讓眼皮被刮破，眼球更可能被翻過的書頁挖出來。所以，她看書時都離書本遠遠的。

但這樣，還不夠安心。Laura覺得要確認現在看的頁數，才能確保沒有在不小心翻頁後受到傷害。

Laura的強迫行為慢慢成形。

每次翻開書本要確認頁數，翻頁時要離得遠遠的，翻到下一頁，要再記住頁數，還要一直默念，也才能讓她記得自己是不是還沒有翻頁。

## 強迫症變成了避免受傷的方法

強迫症變成了避免受傷的方法。受傷的來源雖然是來自媽媽，但對媽媽的恐懼又難以描述和不能說出，於是找到當下的讀書壓力，**讓恐懼正好有地方釋放**——雖然這一切聽起來極度不合理，但對Laura來說，卻是最真實貼切的心理感受。

**我們原本掩蓋了許多傷口，後來又不幸的受傷，一併把先前的傷口再次撕裂。**

## 過去的創傷會不斷地被現在的創傷勾起

再一次強調，並不是症狀不重要，心理治療也會花許多時間了解症狀。但同時需要謹記在心的是，過去的創傷會不斷地被現在的創傷勾起，而受傷的當下，也只能看到當下的傷，因為那真的好痛。

不過，隨著當下的傷慢慢緩解，但卻仍舊焦慮時，我們就需要更深入地認識自己，尤其是那些被壓抑的人事物。

換句話說，並不只是壓抑帶來焦慮，而是**焦慮早就在那裡等著我們**。我們原先就有了一些焦慮，只是它沒有出現，被我們藏進心底，直到適當的時機爆發。

這是個焦慮的循環：我們壓抑了許多過往的回憶，而現在遇到的事件會把過去的回憶揭開，造成焦慮。

但如果你選擇不去看，可能還能持續壓抑，不過，隨著壓抑的事件越來越多，你也越來越容易被激怒，坐立難安。

但因為習慣了壓抑的你，很有可能在意識層面都不記得那些事情了，而最終在某些事件上，再也無法忍受，使得過去所有的負面情緒一起崩落。



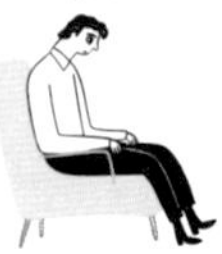

# 「有問題」的「問題」，真的是「問題」嗎？

## ——暴飲暴食、衝動購物只是表面的焦慮症狀

最初的焦慮常被壓抑而遺忘，而那些原先被壓抑的焦慮事件，其實才是處理的重點。

人生肯定有危險而焦慮。過度壓抑焦慮時，反而使焦慮變嚴重。或是**為了避免焦慮，反而將焦慮扭曲成其他精神症狀**。這些都是一個人為了生存，有意識或無意識做出的心理機制。

當心智承載不住擔心害怕，我們會以行動試圖避免危險發生。

只是多數時候，我們未必採取有效的行動。而在這些行動中，能暫時釋放情緒的過程，在精神分析中稱作「行動化」，像是強迫行為，或是日常會見到的暴飲暴食、衝動購

物、酗酒。

不過，在嚴重焦慮性格中，我們可以看到他們有超乎常人的理智面，這並不矛盾。因為情緒多數時候被壓抑了，當忍受不住時，又以行動化的行為取代了焦慮。

只有當行為變成嚴重困擾時，焦慮才會大量湧出。只是最初的焦慮常被壓抑而遺忘，而那些原先被壓抑的焦慮事件，其實才是處理的重點。

**「焦慮症狀」取代了原本讓人焦慮的事物**。原本需要被表達出的情緒能量，由於該情緒被壓抑，因此能量以一部分或同等程度的焦慮被釋放出來，如同佛洛伊德所說：「（能量）刺激消失了，焦慮取而代之，不論是預期的焦慮形式、攻擊或相當於焦慮的情緒狀態。」



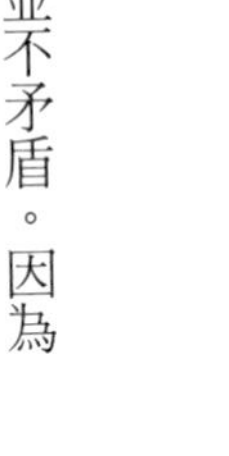

# 強迫思考在焦慮中扮演的角色

## ——強迫思考是焦慮的主要症狀

被強迫思考困擾的人，就像是滾輪上的小白鼠，二十四小時無法停下。

強迫思考是強迫症會出現的專有名詞，但它不只出現在強迫症，在憂鬱症、焦慮症、各式各樣的情緒困擾中，也都會落下蹤跡。

輕微者會回想剛才是否有把門關緊，自己剛才是否說了傷害別人的話語；嚴重者，反覆擔心自己的死亡何時降臨，最愛的人可能會離開自己。

強迫思考是焦慮的主要症狀，而強迫行為的展現，也是成癮行為的原因，因為他必須透過行為，消除不想要的心理感覺，可能是空虛、寂寞、愧疚。

被強迫思考困擾的人，就像是滾輪上的小白鼠，二十四小時無法停下。

他們一直被困在突如其來的災難化想像中。為了獲得安穩的感受，只能用更多的理性找到解答。但這些理性，卻讓他們變得麻木。

心靈完全被尋找解答的思考給占據，無暇再分出一點創意，想想其他的可能，更不用說，要接收來自外界的訊息。

## 強迫症患者願意透過自殺，免於對死亡的恐懼

在能量較高時就會不停地想，**陷入焦慮**；能量較低時，則無力再動腦，**陷入憂鬱**。

強迫症患者總是導出害怕死亡的結論，並為焦慮和儀式行為找到看似合理的出口。

但重點總不在那些死亡因素上，而是**那些無以名狀的焦慮，需要抓住某個理由，死亡即是最自然且無法被反駁的理由**。

這麼說，並非否認死亡帶來的焦慮。死亡的確令人焦慮，但對於強迫症患者，死亡帶來的焦慮是極為強而有力，甚至願意透過自殺來免於對死亡的恐懼。

那麼，我們就需要思考，他害怕的真的是死亡嗎？或是無法承載的焦慮，透過死亡來表



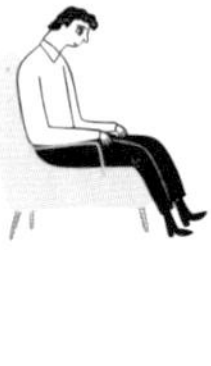

現？於是他寧願死，也不要再如此焦慮。

那麼，害怕死亡的背後，肯定還有些原因，是他難以面對的。他才願意透過自殺來免除那些焦慮。

對死亡有強烈焦慮的人來說，他對於出門會被車撞的擔憂，以及細菌、病毒會害死他的恐懼，顯得十分合理。他可以排除一切使他死亡的原因。

但是災難與疾病等意外因素，完美地逃脫他的控制，讓他的焦慮硬是衝了出來。

## 男性大多對金錢或工作焦慮，女性多對孩子或關係焦慮

焦慮原本就在那裡，只是等著我們替它冠上一個名分，而死亡就是最名正言順的繼承者。一如在強迫症患者身上可以看到，男性大多是對金錢或工作的焦慮，女性則是對孩子或關係的焦慮，這和文化當然脫離不了關係。

我們內在的焦慮如此龐大，但又被社會與父母告誡必須承擔，而且不能抱怨，以致我們當然需要其他必然引發焦慮的事物，**頂替這份令人感到羞愧的焦慮感**。才能展現出脆弱，且合乎常人規範，而不令自己與他人覺得丟臉。

## 創傷一直沒有消失

**當將焦點放在「有問題」的症狀時，意識中，就不用正視那些痛苦。**

就像是對於某些人來說，就算病症痊癒了，他們會發現，當出現症狀時，重要他人會以與原本不同的方式重新接納他、重視他，使得他可能出現不想康復的念頭。

但這不是要責怪他，而是我們應該想到，若他需要讓自己處在極度痛苦的病症，才會得到關心，那麼，原本的環境肯定令他極為受傷。

焦慮本來就存在，只是它用什麼形式出現。

創傷一直沒有消失，只是暫時不在我們當下的記憶中。

歷史的創傷被社會帶有尊嚴的提起，能夠以不同的方式被詮釋、被緬懷、被肯認其苦痛與價值時，身處同一個社會文化的人才會知道：「我們將來也會被善待」。對於那些過去的倖存者，也能得到內心的安慰與外在實際的補償。

同樣地，當創傷發生在個人的過往，那些回憶若沒有被細心妥善地照料，為了避免痛苦，只能塞進潛意識，直到無法承受時，以扭曲的身心症狀演繹。

相反地，**若我們能夠溫柔地讓回憶再次流淌**，那些創傷也才有機會，以不同的心態面對，**讓創傷者得到內心的轉化，而開始展現不同以往的自由生活**，不再只是受到潛意識的負向情緒衝動所綑綁。



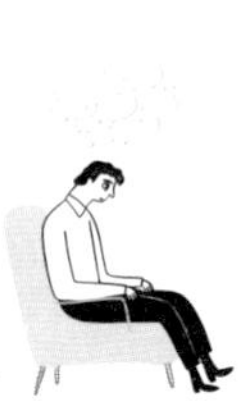

# 錯置—象徵

——原本應對A感到焦慮，但因沒辦法表現出來，因此轉置到B

進入廁所，是Mike能夠保有自己的時刻。Mike可以在裡面唱歌、吼叫，但要出廁所時，他又不想要面對被指責不夠好，像當初被媽媽打和可能被妻子離婚的恐懼，因此，在潛意識中，Mike將這些焦慮象徵性的置放到了馬桶水中。

常見的治療焦慮模式是有症狀治症狀，症狀變嚴重，就加重藥量，但總是聽見許多人仍舊是焦慮。

那是因為焦慮就像發燒，讓你知道身體出狀況了。你應該檢查身體哪邊發炎、感染，而非只是把體溫降下來就沒事了。

除非，溫度過高可能傷及大腦，這時，才需要先降溫，再繼續尋找病原。

## 尋找焦慮源是什麼

同樣地，當你焦慮時，也需要尋找焦慮源是什麼。

**過於焦慮時，可以透過一些練習或藥物緩解，然後持續地向內探究心靈狀態，那才能真正治療焦慮。**

心靈總會釋放各種不同的訊息，讓我們了解自己處在什麼狀態。焦慮即是心靈正在告訴我們，某些事情產生了大量壓力，快要承受不住。

若我們忽略這些訊息，它就會繼續發生在身體上，例如頭痛、胃食道逆流、腸躁症等等。目的就是為了警告自我，趕緊處理心靈的不適。

## 我們傾向簡化生活中的問題

但我們傾向簡化生活中的問題，那會讓我們感覺問題不嚴重，也就不用花費心力在解決問題。



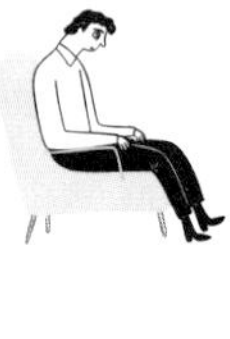

畢竟面對問題，得先承認自己有問題。而承認，總是困難的，傷及自尊。

當問題被簡化，複雜的生活故事變成了一句「因為那樣，所以這樣」。我們失去能夠處理問題的機會。

此時，連自我都被簡化了，疾病當然也被簡化。

只是，由複雜情感組織的人性，怎麼可能被簡化？心靈有無限多的區塊等待被發掘，它們由你在母胎中感知到外界的那一刻起，組成了一個區塊一個區塊的微小認知。

從出生到長大成人，這些區塊累積成了你現在的樣子。因此，我們不可能只說你就是這個區塊，其他的部分不是你。這並不符合人性，也不符合真實狀況，即使這樣的解釋能夠舒緩一時的焦慮，例如：「你只是憂鬱症，吃藥就好了。」「你只是太緊張，放鬆一點。」「你不要挑到渣男，感情就會順利了。」

但不管是憂鬱症、緊張焦慮、挑到渣男，都不是幾個簡單的原因就能解釋。

但如果不把自我與世界簡化，那麼，我們就需要學習不只以表面的意思做思考，需要進一步，理解事物的象徵和隱喻。

最常見的狀況是，當感覺到自己整體不對勁時，可能有一部分是純粹的身體狀況，但也有一部分是心理因素，而它以身體生理的形式呈現。

例如當肩頸緊繃，常隱含著某些壓力難以負擔；每當半夜獨處就容易飢餓，可能是在情感上沒有被餵飽；當胃食道逆流不斷灼燒喉嚨，也許代表某些情感醞釀許久，已經侵蝕到讓你發疼了。

原始人隨時擔心野禽猛獸的侵襲，現代人雖然不再有這些擔憂，但它們轉變成象徵的意義。

老虎可能是生氣的爸爸，大象則是壓著你內心窒息的媽媽。

## 「錯置」是心靈極為常見的防衛機制

對慢性焦慮者來說，「錯置」是心靈極為常見的防衛機制，也就是你原本應該對A感到恐懼和焦慮，但因為沒辦法表現出來，因此轉置到B事件。如此，可將對A的焦慮掩蓋，「感覺上」不會讓自己真的處於危險之中。

像是前述Laura的案例，她將對媽媽的恐懼，轉移到對書本的恐懼，如此就不用面對想像中可能會處罰她的媽媽。

以下再舉一個案例：


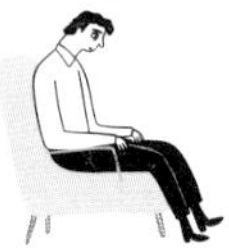

Mike和老婆的關係一直很緊繃。老婆會指責他不夠努力、賺得不夠多，而且錢都沒有拿回家養三個小孩。

但對Mike來說，他也很辛苦。每到月底，他的壓力就很大。Mike不曉得這次業績能拿到多少薪水和獎金，也讓他想起高中時，媽媽會不斷盯著他的課業成績是否達到標準，而那也是他腸躁症最嚴重的三年。

結婚兩年後，Mike的腸胃又變得不好，且廁所一待就是一個小時。

Mike只有在那狹小的空間裡，才不會感受到來自老婆的指責，且慢慢地，他每次都需要用雙數沖廁所，也就是一定要沖兩次。多了一次或感覺不對，Mike就要沖到四次、六次。

## 將焦慮象徵性置放到馬桶水中

Mike沒辦法反抗被指責的不悅，從媽媽到老婆，都是。Mike的內心認定必須服從，但也因此失去了自己的聲音。

進入廁所，是Mike能夠保有自己的時刻。Mike可以在裡面唱歌、吼叫，但要出廁所時，他又不想要面對被指責不夠好，像當初被媽媽打和可能被妻子離婚的恐懼，因此在潛意識中，Mike將這些焦慮象徵性的置放到了馬桶水中。**馬桶水就好像自己的焦慮。在Mike的強迫症幻想中，能夠透過將自己的排泄物（不好的部分）沖走（徹底消除），重獲乾淨的（有正面能量的）自己。**

焦慮症或強迫症演變到後來，和原本擔憂的事情會慢慢地沒有相關，因為擔憂以投射的方式，擴展到每一個他所見到的人事物。

**經過鏡子時，我默念固定一連串吉利的數字……**

我在研究所期間，將一系列自己的焦慮和強迫症狀做成報告，並將當初最嚴重的自己稱為「自走砲狀態」。

高中時的我，就是一座行動砲台。看見任何東西都會發射出自己的焦慮，並附著其上，與它產生強迫性的連結，這逼使我要去做各種儀式、行為，像是將我家的水龍頭轉緊到我覺得安心的緊度（才不會滴出來變成水災，淹沒整個家），經過鏡子時要默念固定一連串吉利的數字（身體才不會被鏡子沒照到的部分斬斷），去廟裡拜拜要在心裡想像一層防護罩（才不會衝過去打倒所有神像）。

這些時刻，我都知道我在焦慮，而且覺得是強迫症害的。

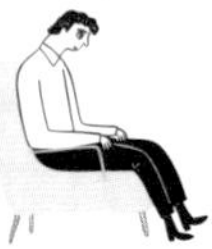

但其實我心裡另一個面向，也曉得完全不合理。回頭看，也發現和原本就存在的焦慮有關。

我當時更想做的，是將心中的焦慮感消除，但我在消除的，始終是焦慮衍生的症狀，而沒有回到焦慮本身。

## 深入探討個人生命史，才會了解症狀下的意義

每個症狀都有它代表的意義，只不過並非表面的意義，像是水龍頭是我對當時家庭破碎的擔憂，鏡子是我對自身無能抵抗的脆弱的反映，打倒神像是我對家中極度迷信卻又無法帶來和平的憤怒。

我們可能有相似的症狀，但是完全不同的意義。也有可能是不同的症狀，但代表著類似的意義。

因此不會有一個正確答案，只有深入探討個人生命史，才會了解。

## 不是擔心水龍頭會滴水，而是擔心家庭會破碎

象徵性思考的重要性在於，不會再將外部現實當作是絕對，因為假若關緊水龍頭就沒事

了。那麼，一切也就過去了。

重點是，當水龍頭的焦慮結束，焦慮又會以其他方式顯現，並非像是行為治療所說的，重點是要練習減緩焦慮。

因為焦慮的核心根本不在我擔心水龍頭會滴水，而是我擔心家庭會破碎。

當我們能將外部現實演繹為內心情緒的展現，這時較能有效地了解焦慮的核心，進而從被心智扭曲後的焦慮症狀回到焦慮本身，也就是**從根源著手**。

## 「未知」是更強烈的恐懼來源

焦慮的人，其實在孩童階段就產生相當多的恐懼，對象大多是怕黑或怕鬼，但沒辦法明確指出究竟是怕什麼。

人們對於說不清楚的恐懼，需要找個容器放入。當有了明確的害怕理由，也才有辦法「驅逐」。

畢竟，比起黑暗或鬼魂，「未知」是更強烈的恐懼來源。

通常我們在說不清楚自己的害怕時，害怕就會附著到其他會令我們害怕的東西，讓我們有明確的東西能夠害怕。



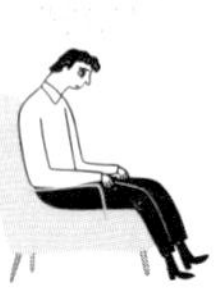

這樣，我們就說得出口，好像也就能夠解決。

但是，這種害怕往往在解決了之後，對某些人來說，他還是感到焦慮不安。

那麼，我們就要進一步思考，他是否有更深層的焦慮，而不只是他說的那個東西而已。

也就是說，最初讓他焦慮的東西是什麼，以至於他難以說出口，才附著到其他東西上。

錯置的現象，在夢中尤其明顯。

我們為了不想經驗到不舒服的人事物，於是在夢中把人事物替換了，但**負面感受卻仍舊存在**。

而對孩子來說，會讓他真正感到害怕與不安的，通常是從小的環境是否安穩，尤其爸媽或主要照顧者的角色，至關重要。

## 原生家庭創傷

——比起我們被教導的內容，小時候觀察到家裡的氛圍，影響更深遠

我的焦慮症發作時，我擔心水龍頭沒關緊、瓦斯桶氣爆、強盜闖入家門、被神明懲罰、得了某種無法治癒的疾病、戰爭家破人亡等等。任何值得擔心的事情都被我納入焦慮清單。緩解了一種，自動再拿出另一種。

當我們還是孩子時，內在世界只有自己，外在世界所迎面而來的，都是無可掌控之事，這會讓我們不曉得發生什麼事，**能仰賴的就是爸媽的反應與解釋**。以從小貧困的家庭為例，孩子和爸媽對於有一餐沒一餐的生活擔憂，是非常實際的，也會引發原初焦慮。



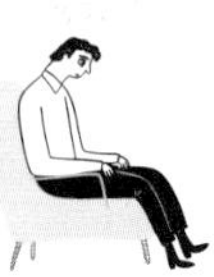

但是根據爸媽的反應，可能衍生底下五種狀況：

## 1 安全型家庭

爸媽同心協力，讓孩子仍然感受到：「不用太擔心。就算沒錢，我們也會一起找方法度過。」

當爸媽能用建設性、積極的態度與孩子相處，也能對孩子坦白現況不欺騙；爸媽有情緒時，也能夠好好說明與澄清。那麼孩子對於生活貧困的狀況，就不會太擔心。

## 2 警覺型家庭

家中的氛圍是爸爸每天工作二十小時，然後疲憊地癱在沙發上。媽媽不斷強調爸爸的辛苦，因此要花任何一毛錢，都會感到不安，時時刻刻警覺著要花錢的可能，甚至孩子需要學費時，還會對孩子嘮叨以後要還錢。

那麼，孩子會感受到沒錢的極度恐懼，也很自然地想要去賺錢，甚至**會覺得家中沒有錢就沒有愛**。

### 3 批判型家庭

沒錢時，家中就會出現暴力。爸爸酗酒、媽媽和孩子被毆打，不論爸媽都說：「再沒錢買下一餐，我就要離開這個家。孩子只是累贅！」

對孩子來說，他會感受到自己永遠不夠好。他在未來花每一分錢時，都會記住自己被當作多餘的，他也會努力地證明自己的價值。

對孩子來說，他可能成績很好，但他就像處在完美主義中那個全黑的世界，爸媽只會挑剔和批評。

**他需要不斷維持自身的價值，不敢停下來休息。**

### 4 忽略型家庭

爸媽賺自己的錢，不太理會孩子。孩子即使有需要，爸媽也當作沒聽到。對爸媽來說，自身都還處在極為匱乏的狀態，沒有心力照顧孩子。

孩子看到爸媽一離家就是好幾個禮拜，即使有些相處快樂的時光，也很短暫，爸媽就又要出去賺錢了。

他是所謂的鑰匙兒童，沒有人陪伴他。他會自己上學、自己讀書、自己玩遊戲。**這份孤獨感驅使他向外尋求情感的支持，但在關係中，他也總是擔心對方會離去。**

### 5 解離型家庭

爸媽頹廢地在家喝酒，家裡窮就窮、髒亂就髒亂，沒有人在照顧這個家。孩子從小就是被放任的，他不會感受到爸媽的忽略。他感受到的是爸媽的無功能，因為他看到的是他們連自己都照顧不好。

對孩子來說，他學習到的可能是擺爛，因為爸媽總是一副放棄的態度。他的人生從來沒有一個積極的榜樣可以仿效學習。他也可能就是沉迷於電動，不在乎外在的一切。

上述五種照顧者的狀況，決定了孩子面對窮困的態度，以及可能用什麼方式面對他接下來的人生。

第二種到第五種狀況，孩子在面對窮困時，會從擔心沒飯吃的**原初焦慮**，轉變成沒錢會家庭失和，家中會有暴力、痛苦和寂寞的**複雜型焦慮**。

## 金錢焦慮會出現在伴侶關係裡

金錢相關的焦慮，通常不會明顯地讓人想要尋求自我轉變或心理治療。大多是進入了一段伴侶關係，產生困擾，才會開始正視自己總處在焦慮的狀態。

例如男女雙方都是來自貧困的家庭，但現在的財務狀況都已改善，也就是原初焦慮的因素已經消失。

不過，男方的童年被認為是個累贅，女方則是被好好安撫長大的孩子。對男方來說，那份沒有錢就沒有愛的恐懼烙印在心中，雖然他現在是月薪十幾萬的高階主管，但仍舊拚了命，把空閒時間拿來兼差、接案，上課培訓提升自己。反觀女方悠閒生活的時候，還會被男方指責不上進。

他們常常因為錢的事情吵架，於是彼此認為價值觀不合，想分手。

但當我們清楚他們的背景後，才能明白照顧者的態度對於孩子的情緒、態度、價值觀的發展，占有極為重要的地位，尤其是面對困境的方式，決定孩子往後的焦慮程度與應對方式。

當照顧者處理情緒的模式不同，孩子會學習到不同的態度。他會跟著照顧者的情緒上下波動。可能一起冷靜面對，也可能一起變得焦慮與災難化。

換句話說，**大部分的原初焦慮，是由照顧者賦予的意義，決定了是否會轉變成複雜型焦慮**（見下圖）。

一個人的複雜型焦慮，大多是由過去面對創傷時，他與他周遭的人如何看待他自身的脆弱。

他能否對自身情緒有細緻的認識，以及他最初經常使用哪些特定的機制，舒緩負面情緒。

## 孩子被「這個家需要我」的思緒掩蓋

孩子很難有意識地了解自己正在害怕，尤其是面臨父母吵架時。他也許正在當一個和事佬，儘管他會害怕，但更多時候，孩子是被「這個家需要我」的思緒掩蓋。

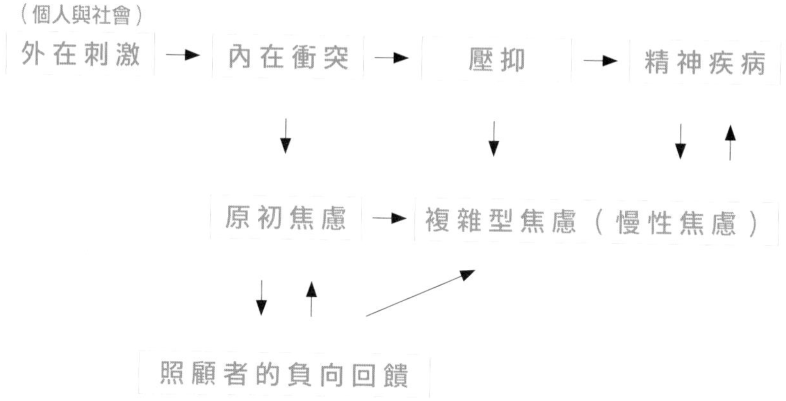

他也許需要保護自己，免於爸爸的語言或肢體暴力。但他可能太過害怕了，只好將自己的感受通通切斷，躲回房間、躲進網路的世界，讓聲光刺激占滿整個腦袋，暫時忘記爸爸可怕的面孔。

他也許需要承接媽媽的憂鬱崩潰。他可能也害怕家中吵架，但**他更害怕媽媽崩潰後，沒人愛他了**，也因為媽媽對他很好，因此他更需要撇開自己的情緒，專心安慰媽媽的抱怨和難受。

我們很難清楚區分家庭中的原初焦慮與複雜型焦慮，畢竟每個人也都受過傷。在被誘發原初焦慮的時刻，肯定多多少少會引發複雜型焦慮，因此兩者只是量的問題，需要用光譜式的方法看待。

完全的原初焦慮或複雜型焦慮不存在，我們只能說一個人「偏向」哪一種。

**當面臨困境，越容易使用過去的方式處理問題**

每個人都會發展出不同的應對模式。在尋找焦慮的根源中，最重要的，並不只是找到根源，同樣**重要的是，我們能夠了解自己的心智如何被塑形，也就是形成了哪些固定的惡性循**



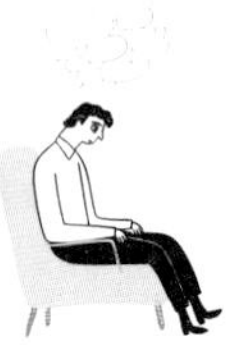

環。

當我們面臨困境時，通常越容易使用過去的方式和態度處理問題。

但這些方式和態度可能反而造成更多困擾，也就是讓一個焦慮的人更焦慮，但他並不自知。

## 父母的態度，決定孩子用什麼方式面對焦慮

以原初焦慮為例，家中出現一隻會螫人的蜜蜂，這是真實客觀的恐懼，也會引發原初焦慮。

倘若媽媽鎮靜地說：「牠會咬人，但我們小心打掉牠就好。」或是激動地說：「那很可怕，被牠螫到會很嚴重，會死掉，趕快躲起來。」這都決定了孩子往後會用什麼樣的方式面對原初焦慮。

這會讓孩子學習到面臨威脅時，他也會以特定的方式表現。因為他只知道這種表現方式，甚至當媽媽激動，但孩子冷靜時，孩子還會被媽媽扯入懷裡，一邊斥責他不聽話，一邊凶狠地說：「再不乖，就把你丟到門外。」

對孩子來說，他原本的好奇和一點點害怕，變成了不順從就會被拋棄。

孩子即使不甘願，也會被迫跟著媽媽一起害怕、躲起來，且他的好奇與活力將受到壓抑，因為他還需要依賴媽媽生活，但媽媽反而變成他更害怕的來源。但他不能說，因為他也感到媽媽是愛他，才這麼說。

## 害怕蜜蜂不再是一起單純的事件

這時，**害怕蜜蜂不只是害怕蜜蜂，還摻雜了害怕媽媽的反應、學習到媽媽的恐懼、認定自己要和媽媽站在一起**。

好多的原因，讓害怕蜜蜂不再是一起單純的事件。原初焦慮逐漸轉變為複雜型焦慮。這樣的家庭可能也有其他困境，像是家人有憂鬱症發病紀錄、衝出家門要自殺、鉅額貸款或引發糾紛，這些都讓媽媽需要收拾善後，也過著緊張不安的生活。

當孩子觀察，並感受到家庭氛圍緊繃，他也會把皮繃緊，不想待在高度壓力的地方。再者，媽媽焦慮時，也會以更多的行動試圖分心，以消除自己的緊張，像是把家中整理得更乾淨、出門採買並囤積大量的日用品，或是盯著孩子的成績，這些控制般的行為，都是媽媽暫緩焦慮的措施。

只是，對孩子來說，孩子也被迫要執行一起清潔、整理物品、專心念書等「強迫行為」，這也讓待在焦慮家庭中的孩子變得更焦慮，且還是一份難以說清楚的焦慮。

## 焦慮，更多是在心理上的「傳染」

許多人會問，這是否為一種生理遺傳？因為爸爸媽媽都焦慮，甚至爺爺奶奶和外公外婆也是。

生理的因素肯定有一部分，但我相信更多是在心理上的「傳染」。

**童年和爸媽的相處是我們最初了解人際關係的場域，也在往後幾十年，慢慢將我們的性格形塑成「最能夠回應爸媽的方式」，那也成了我們的主要性格。**

我們在人際與愛情關係中，都會以這個主要性格為基礎。但卻未必適合與健康，因此產生關係中的種種困擾。

當與自己親密靠近的人有強烈情緒時，再淡定獨立的人都會受到影響，更不用說還需要依賴爸媽，且尚未建立起足夠的情緒調適能力的孩子。

當媽媽透過打掃這個家中，試圖讓家裡變得「更乾淨」。**她同時也在消除心理投射出去**

**的焦慮感**，也就是說，當媽媽焦慮時，她不可能只是自己坐在那裡焦慮。她肯定看什麼都不順眼，看什麼都覺得是不夠好的，都覺得要去把它們調整或補足到一個安心的程度。

孩子就會變成媽媽執行這些事情的順從者。有時是被迫，像是幫忙打掃家裡和採買物品；有時是也想讓焦慮憂鬱的媽媽開心，所以也透過成績讓媽媽開心。

## 不論被迫或協助，孩子都是焦慮的

只是，不論是被迫或協助，孩子都仍然是焦慮的。

他一方面受到整個家庭氛圍的壓迫，一方面沒有大人照顧和安撫他的情緒，這都使得孩子的焦慮只能藏在心底，變成了一種情感上的慢性傷害。

換言之，他也將和媽媽一樣，會把逐漸溢滿的焦慮，投射到他所見到的各種人事物。

因此，相較於我們被教導的內容，那些小時候觀察到家裡的氣氛與態度，對我們的影響更顯深遠。例如：

1 看到爸媽在吵架，他們卻不想好好溝通，只是情緒化的吼叫與哭鬧。



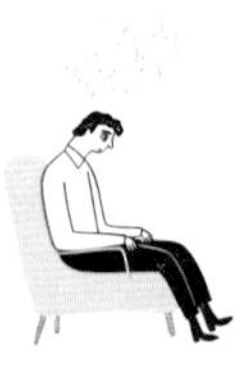

2爸爸長期酗酒，喊著沒錢，卻都不去工作。

3媽媽總是擔憂你和兄弟姊妹的健康、學業、生活大小事，但大多是小題大作。

他們一直在和想像的或真實的焦慮抗戰，卻無能採取有效的行動改善。

那麼，**小小孩的我們也會被傳遞一個訊息：「這個世界好可怕。即使是小事，我可能也都無能處理。」**

你也會跟著擔心學業、金錢、健康等等，養成了總是害怕災難會發生的性格。

你也變成一個焦慮的人，而且這種焦慮沒有底線。

## 無止境的焦慮惡性循環

當健康狀況無虞，就會轉換成金錢賺得不夠多，然後是奮力工作到沒時間和伴侶相處，然後擔心伴侶會拋棄自己，接著在工作上會先出現分心、失誤的自責，又會想到失去工作會讓爸媽擔心，但是這麼多的擔憂，也讓你的身體變差，因此你又再去擔心健康狀況。

這是一個無止境的惡性循環。

當惡性循環沒有被發現，**焦慮就會不停地轉移對象**。當焦慮的根源沒有被處理，惡性循環就難以停止。

## 任何值得擔心的事，都被我納入焦慮清單

像是我的焦慮症發作時，我擔心水龍頭沒關緊、瓦斯桶氣爆、強盜闖入家門、被神明懲罰、得了某種無法治癒的疾病、戰爭家破人亡等等。

任何值得擔心的事情都被我納入焦慮清單。緩解了一種，自動再拿出另一種。

我的內心也知道不合理，但也不曉得究竟什麼事情，讓我變得如此憂慮，好像就真的是眼前的事情了，否則我怎麼會變得如此瘋狂？

但**當我回頭觀看時**，**這些全是家人曾有過的擔心**。

可能不完全一樣，強度也有所差異，可是當一個孩子看見父母眼中的擔憂與恐懼，卻又無力處理時，就會讓孩子更強烈感受到這些事情的危險性，進而害怕這個世界所帶來的傷害。

孩子變得內向，對所有潛在的危險抱持警覺的態度。

如同我在二十歲前，所有親友對我的評論都是，畏縮、焦躁不安、不善言詞。



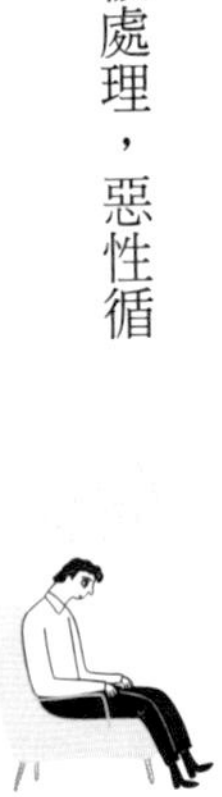

# 內在衝突

## ——「依賴」與「獨立」的掙扎

如果沒有接到媽媽的電話，Nelson會有強烈的罪惡感，認為自己不孝。媽媽也會譴責Nelson沒有盡到兒子的義務。媽媽有時會說不要活了，因為唯一的兒子都不要她。

著名的精神分析師蘭克（Otto Rank）將最初的創傷，回推至出生的那一刻「面臨與母體分離的恐懼」，雖然在後續被許多治療師抨擊，但卻也是開創「關係創傷」的先驅。後續的治療師沿用這個概念，將出生作為一種象徵，把「個人內在焦慮」延伸為「個人離開所依附對象時會產生焦慮」。

## 若分離失敗，會一直依附爸媽或伴侶

這一點的重要性是，意識到人不可能獨活，而人的一生中需要不斷面臨分離與重逢。但分離失敗的結果就是，他不敢嘗試下一次的分離，只好一直依附著原本的對象，可能是爸媽或是伴侶。

不過，他雖然沒有離開，但他總是不安。擔心對方會離開他，也會想像對方就算不會背叛他，但有一天對方過世後，自己也得獨自一人。

因此，每一次，他想著是否要繼續依賴或獨立，每一次的掙扎都成為焦慮的來源。

因為有了自主權，則害怕對方會離自己太遠而真的離開，但留在對方身邊，又不是真的甘願。

## 眼前一閃現被媽媽丟下的畫面，就淚流不止

我在諮商中常遇到的狀況是，來談者描述小時候被媽媽丟下的畫面，剩餘都「忘了」，但一閃現此畫面就淚流不止。

顯然「忘了」不代表不存在，而是回憶被收在找不到的地方，但情緒卻不會真的消失，只是等待適當的時機出現。



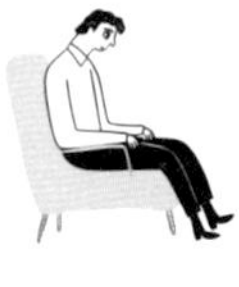

精神分析明確指出，**對個人的心智狀態最具影響力的，莫過於和主要照顧者的原初社會經驗**。

這個人通常會是母親，這也是一個人如何對待他人與重視自我的雛形。

## 三歲前的互動，決定往後的關係發展

理論上，以母嬰關係為起點，因為這是一切依賴與獨立的開始，尤其多數治療師認定三歲前的互動經驗，決定了往後的關係發展。

但實際的治療中，不太可能將三歲前的記憶找回，不過這種治療模式並不會受到太大的影響，因為孩子早期甚至到青少年前期與父母的互動，並不會有太大的模式轉變。

即使外在環境不同了，但彼此的內在世界多是維持當初的樣貌，甚至三、四十歲的人，雖然他有更社會化的方式處理愛情和家庭關係，但若沒有經過深入的自我覺察與分析，他也不會和孩童時期的自己有太大的不同，甚至，當年紀越大，發展出的防衛機制日益轉變，如同強迫症發展到後來已經和最初的症狀完全不同了。那時反而需要花更多的時間處理。

## 焦慮不是因為有「壞」媽媽，而是不確定媽媽是「好」或「壞」

基本上，心理治療或是自我分析中，可以**以親子關係作為定錨，再加入後續的種種創傷事件，能夠了解自己的焦慮如何一點一滴被建構成形。**

你被父母講過的「應該」和「不應該」，「好」和「不好」，自己內心的「想要」和「不想要」，「愛」和「恨」正在發生衝突。焦慮是為了調適身處兩難中的我們，人格內部的必要衝突。

其中，最深層且普遍的衝突就是「依賴」與「獨立」。

羅洛・梅在《焦慮的意義》中，發表他對於焦慮的研究成果。他發現：「親子關係中，小孩無法現實地評估雙親的態度……焦慮不是因為有一位『壞』媽媽，而是因為孩子永遠不確定媽媽是『好』或『壞』。」

## 以愛和關懷來掩飾的排斥

當觀察爸媽和孩子的相處時，可以發現焦慮底下的內在衝突即是：以愛和關懷來掩飾的排斥。

尤其在當代家庭中，爸媽了解到要給孩子愛，不能讓孩子怕他們，因此孩子也沒有理



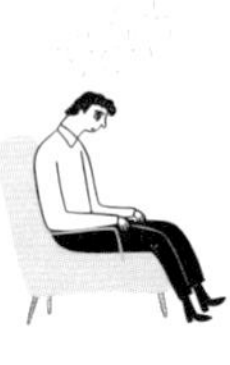

由將感受到的批評與責難，反過來對爸媽生氣，取而代之的是，孩子只能壓抑失望與不安，或是轉移到別處，也因此讓焦慮感提升。

換句話說，孩子不曉得此時能否信任與依賴媽媽，但他也還沒有信心獨立與離開媽媽。如果是在充分的養育之下，孩子會成為一個獨立的個體。他能夠有自己的思考判斷，也允許自己自然地表達情緒。

相反地，假如孩子的需求沒有被滿足，他就需要依賴爸媽，但是這個依賴又沒有辦法被好好照顧的時候，他就更顯得匱乏，也就更需要爸媽。

## 既需要爸媽，又感到被爸媽排斥

這裡出現一個矛盾的狀況，也就是他既需要爸媽，但又感到被爸媽排斥，那麼他會發展出兩種樣貌：

1總是假裝獨立，他會靠自己，努力地活下去，但是心裡的苦澀沒辦法說出口。**他甚至會體諒爸媽，對爸媽更孝順，因為在他的心裡，他想要被這樣對待**。

2他把這種苦難強烈地表現出來，讓爸媽更明白他所遭遇的痛苦，所以和爸媽就會有許多激烈的衝突。

家裡總是在吵架，他總被覺得是叛逆的，但他其實只是想要爸媽的愛和照顧，只是當得不到時就越演越烈。他用哭鬧的方式，去得到想要的依賴。

但上述這兩種模式，不管是否最終得到了照顧，卻都讓孩子失去了對爸媽的信任。因為他會覺得那是他好不容易用力爭取而來的。他用成績換來的，他用變成一個小大人，讓脆弱的父母依靠換來的，他用犧牲自己的需要換來的。

他不信任自己真的能夠被另外一個人照顧，因此他總處在緊繃的狀態。他需要檢視每一個看似真心的照顧是不是真的，以及要忍耐自己的情緒，這些都會在心裡成為一種難以承受的壓力，讓他的心裡很難再容納其他的事情或情緒，而這種變得警覺不安的過程，社會醞釀成強烈的焦慮。

只是**這個焦慮底下，其實有好多的故事，而我們常常「忘了」**。

## 不只是焦慮，還有創傷與委屈

我在心理諮商中，遇到許多個案說著自己的焦慮。但當我們有更多的討論之後，個案也會發現，原來不只是焦慮，還有好多好多細微卻又不曾說過的創傷，甚至覺得沒有人會聽他說的委屈。

這些都不是焦慮一個詞，可以說清楚的。因此，我們用更多語言去找到更多的生命故事，發現一個人在焦慮中，如何存活下來。

## 看起來很獨立，但其實極端依賴

許多焦慮的人，會讓自己表面上看起來很獨立，但實際上，卻用某種極端依賴的方式過活。

像是**容易過度付出**的人，在伴侶關係中，他總是能夠給予對方許多幫助，儘管委屈了自己，儘管對方索求無度，他仍會壓縮自己的欲望和衝動，**因為他極度需要被認可的感受**。

他比依賴他的人，更依賴對方，只是他用的方法是裝作獨立。

像是我在《為什麼我們總是愛錯？》一書中，許多讀者有共鳴的案例：

欣宜是愛情中的「過度付出者」，想要將宗勳從可憐的身世中救出，並給他家庭般的愛。

只是當這段關係逐漸失控，她並沒有馬上察覺，反而刻意否認眼前的事實，像是宗勳大量花費她的錢、整天酗酒，還有與前妻的糾纏，但她自認理解宗勳在做什麼，也知道宗動要什麼，所以讓她覺得能夠包容。

她之所以如此被宗勳吸引，也是因為想起爸爸。

當初媽媽過世後，沒有人來照顧失意的爸爸，欣宜非常心疼，因此小小的她擔任起照顧者的角色，期待爸爸重新振作。

然而，爸爸不回家和缺乏對孩子的關注，反而令她覺得是自己不夠好，做得不夠多，她需要更努力，才能讓這個家穩定。所以她擔任起媽媽的角色，打掃家裡、煮飯洗衣、照顧妹妹，然而這些都沒有贏回爸爸的關注。

她極為失望。儘管做了那麼多，竟然都沒有被看見。因此萌生期待，期待組成新的家庭。

在那裡，她的付出會有回報，她的關愛會被接收，她的努力會換得注意。

她可以被愛。

## 在愛情裡「過度付出」

對欣宜來說，不論是對宗勳或爸爸，她的付出都是為了想要一個完整的家。即使變得再破碎，只要她還能修復，她就會盡全力搶救。

因為她心中害怕孤單，害怕一個人，害怕不再受到關注與重視，所以不顧一切，付出關懷與照顧。

她期待能被感激，讓對方反過來回報自己，讓對方不能沒有她。她要讓自己的存在變得無法取代。當確信對方離不開自己，就能暫時逃避被拋棄的恐懼。

換句話說，她其實比宗勳更依賴伴侶。因為這份不確定對方是否會離開的焦慮，促使她做了許多感動的和包容的事情。

她讓自己在關係中成為被需要的人，因為「**當我們無法被愛，我們會付出，因為最接近愛的感受就是被需要。**」

她的焦慮不曾間斷，因為她從小到大都處在與家庭情緒融合的狀態中，而家庭又是動盪不安，她的情緒也就容易隨著情感關係劇烈起伏。

## 獨立，是一個人成為自己

一個人的獨立是脫離與母親的融合狀態。某個層面來說，他必須反抗媽媽想要與孩子融合的期待。

他對媽媽會產生敵意，覺得「你不要管我！」「讓我離開家！」「不要再每天打電話給我了！」他意識到只有不再受到父母的管轄，他才有成為自己的機會。

對他來說，他也有想要被照顧的需求。但**在獨立的過程中，他需要忍受這些需求不會隨時被滿足**，而是能透過自我滿足的形式，以及**了解在他需要時，他仍能找到能夠依靠的人**。

如此，一個人的獨立過程才會漸趨完成。

## 依賴，是抗拒成為大人

依賴則是維持與母親融合的狀態。某個層面來說，他需要順從媽媽想要與孩子融合的期待。

他會壓抑自己的敵意和需求，才可能在那個家生存，像是「我不能反抗媽媽！」「我必須照顧家中每個人！」「以家人的需求為優先，才是孝順！」他需要一個保護網或浮木，讓他維持在這世上的某種安全感。

即使這種安全感既委屈又如履薄冰，但自己面對世界太可怕了，必須面對失敗和各種負面情緒。

只要不去覺察做自己的一切可能和伴隨的責任，便能從這種恐懼中逃離。只要有人依



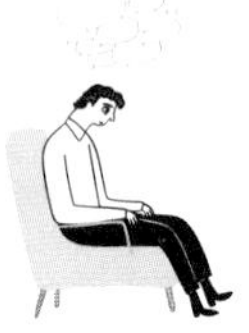

靠，便不用面對失敗的挫折，也無須承擔心理和實際的責任。**當我們抓著一個照顧者，便可免除分離勢必要經歷的未知焦慮。換句話說，只要不做自己，那就能減緩成為大人的負擔**。

如同精神分析師佛洛姆（Erich Fromm）在其知名的著作《逃避自由》中的核心概念：一個人寧可放棄自由，也不要感受到現實具威脅性的恐懼感。因為這份自由也代表要與原本具安全感和歸屬感的對象分離，甚至切斷一部分的連結，也必須冒著不被接納的風險。

這個過程注定讓人感到深深的不安、自我懷疑，以及可能走向失控的焦慮。

## 對孩子來說，依賴與獨立都是種挑戰

但對一個孩子來說，他也有想要獨自不被打擾的時刻，他也不想感到總是被依附者壓迫，他也有想要靠自己的力量創造事物的本能。

但在依賴的過程中，卻持續遭受打壓。無論是媽媽的或是內化後自我的聲音，他被這些聲音批判與干擾，更是需要他人的協助才能生活，於是，他的依賴需求日益提升。

依賴與獨立都是種挑戰。內心這兩個層面在越多時刻被啟動，也就越容易產生焦慮不安。

當這層焦慮懸浮在心中，但又總是不被意識所察覺，總是在某些外在事件的焦慮程度提高時，恰好被獨立與依賴的焦慮附著其上，而被轉移到該外在事件，也就無須處理面對媽媽或家庭的依附矛盾。

也就是說，當一個孩子還在面對是否被爸媽接納的不確定時，那是種極為恐懼的狀態，但那時的我們卻沒有足夠的自我覺察，發現自己深陷關係恐懼中。

## 電視中的鬼怪，成為我們焦慮、害怕的出口

如果這時有個明確的外在事件讓我們害怕，像是電視中的鬼怪與戰爭，或是社會文化給予我們應該害怕某些事物的告誡，例如黑暗與失敗，那麼，**我們原本對於關係的焦慮、矛盾、恐懼，正好能夠有個正當的出口，得以爆發**。

同時，依賴與獨立也衍生出幾種相似的狀況：





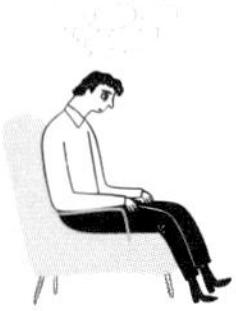

認清現實是存活的必要條件，但人並非出生就在現實中，而是先活在自己的幻想裡。

對一個小嬰兒來說，他的世界只有他自己，他的世界是魔法般的存在。當他想要喝奶時，剛出生的他不會意識到是媽媽走過來餵養他，他會覺得是嘴巴張開就能吸奶。

當他長大一些，能夠認出媽媽後，如果他總是被完美的照顧，每一次要喊餓之前就會被餵養，每一次跌倒前就被扶起，每一回眼前的事物讓他感到恐懼前就被移除……他不會經歷到任何挫折。

而**沒有挫折的孩子，他會變得極度自戀**，認為所有事情都要在他的掌控下進行。

他的爸媽也會幫他排除一切困難，他不能也不想獨立。他永遠需要依賴爸媽，直到爸媽倒下。

反過來說，太早遭遇挫折的孩子，他的心靈極度匱乏，因為完全沒有被照顧的經驗，他被迫認清自己是獨活在世界上的現實。

他會開始自己找東西吃，自己替跌倒的傷口擦藥，自己對抗可怕的鬼怪和權威。沒有辦法與人建立有意義的情感關係。他的生命是匱乏的，他將拒絕一切的依賴，因為在他心中，他從小強烈地感知到沒有人會幫助他，他也無法相信任何想要幫助他的人。

他陷入一種「假性獨立」，也就是他完全地倚靠自己，直到自己倒下。

當一個人沒辦法在幻想與現實中取得平衡，他**容易產生極端的思考**，認為「只有靠自己才不會失望」、「金錢是唯一讓人服從的方式」、「所有男人都不能信任」，總是處在與人對立的憤恨中。

而憤恨讓一個人時時保持警覺，觀察是否有不被保護或被傷害的危險，這也**逐漸變成一種焦慮性格**。

### 2 從他人獲得滿足／讓自己滿足自己

Nelson和男友交往三年了，過程中大都幸福，但他也發現，當男友不在身邊時，他會感到空虛。

當他空虛時就想要找人陪伴，所以他有一個曖昧對象，這是男友不知道的。Nelson會在男友不在時找他聊天。

他第一次發現不對勁時，是在男友與曖昧對象都沒空陪他，他也正處在工作空窗期，他突然產生強烈的恐慌感。

一開始只是坐不住，滑臉書或看影片都心不在焉，一股毀滅感湧上心頭，然後內心的焦慮像是加速的賽車狂奔，他倒在床上淚流不止，直到手機聲響，他看到是男友回覆訊息，崩潰的感受才趨緩，又看到了曖昧對象關心的訊息，逐漸恢復冷靜。

**Nelson一直以來沒有自己的生活**。他知道，但是不想承認這件事，因為這令他感到羞愧。在大部分的日子裡，Nelson可以透過感情讓生活變得充實。他規劃和男友的假日出遊，和男友評比下次要去哪家餐廳吃美食，以及和男友整天的訊息來回讓他感到穩定。有時，Nelson甚至感到有點忙碌，因為還有一個曖昧對象要顧。

Nelson把和男友談論過的有趣話題，也丟給曖昧對象，當他又得到不同的見解或新資訊，又能再傳給男友繼續聊。這兩份感情讓Nelson覺得日子開心。

「你會不會累啊？」

我聽完Nelson的敘述，感覺到感情似乎讓他很忙，卻又很空虛。

「會。我有時候想要放著不管，但我擔心他們會因為我不有趣，反而就要離開我了。」

Nelson在諮商中大都是皺著眉頭。

「如果沒有他們，我不曉得我還能做什麼。一切好像都很沒意義。」

「你只能依賴他們，即使你知道這會使你離自己越來越遠，但抓住他們還是比較安全，不會讓內心沉重的感覺跑出來。」

Nelson用感情讓自己得到滿足，他拒絕接受內心空虛的現實。

只是，**他的內心像是破洞的水庫，雖然被持續地灌注，但也不停流失**。

有些人只能從其他人事物得到滿足。他害怕一旦失去這些外在事物，自己也就沒有活著的理由。

但相反地，有些人會走向另一種極端，完全地讓自己滿足自己。

他會填滿生活的每一個空檔，像是加班工作、進修上課、運動打坐，但很難讓其他人進入他的情感世界，因為他同樣害怕的是，一旦失去自我灌注，他的生活也會空掉。

當我們在分配「自己」與「他人」在生活中的占比時，本來就會偏向其中一邊。有些時候，這個比例逐漸失衡，讓我們非常執著於其中一邊，然後越來越緊抓著不放，對風吹草動患得患失，變得緊張焦慮。

這是一個警訊，告訴我們，生活正在變成另一種樣子，並不是自己想要的樣子，而是為了避免心中某些災難化的想像冒出頭。



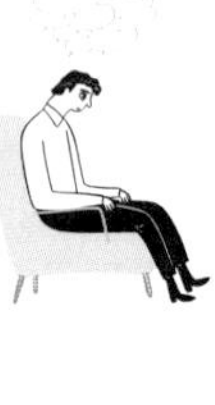

## 3 緊抓心中的爸媽／放棄心中的爸媽

對Nelson來說，媽媽是從小照顧自己長大的人，但國中後，媽媽得了憂鬱症，照顧的狀況反過來，變成Nelson承接媽媽的情緒。

直到出了社會，Nelson雖然已經身為一位主管，也有自己和男友的獨立生活，但每天只要看到媽媽的電話，他就不得不接，這是他讓媽媽好過一些的方法。

儘管有時正在開會、和朋友吃飯、夜店玩到一半，但只要看到媽媽的來電，Nelson就逼迫自己要接起來。

如果沒有接到媽媽的電話，Nelson會有強烈的罪惡感，認為自己不孝。媽媽也會譴責Nelson沒有盡到兒子的義務。媽媽有時會說不要活了，因為唯一的兒子都不要她。

這些對Nelson來說都是沉重的負擔。

Nelson一方面感到被媽媽的情感綁架，但另一方面，他也感到極為憤怒，因為他也不想負責媽媽的一輩子。

但Nelson始終沒辦法停止對媽媽的付出，因為在他心中，媽媽永遠是曾經照顧過自己的人，也覺得只有媽媽不會離開自己。

當他得不到男友和曖昧對象的回覆時，他會想起媽媽，但不是現在的媽媽，而是小學一家人還能圍在餐桌旁吃飯的畫面。

Nelson想要那個畫面再次成真，他無法接受媽媽已經不能照顧自己的事實，他還想和媽媽有說有笑，他不要當作一個長大的孩子。

於是，雖然他感到崩潰般的厭煩，但仍緊抓著破碎的家庭。他期待自己的付出，有一天終究能改變。

爸爸媽媽的形象在孩子心中，永遠都是最多愛與恨的對象。因為曾經緊密，無論是流著同樣的血液、住在一起數十年，或真的有過美好的時光，當這些都已不復存在，還無法適應的孩子會以各種方式找回當年的連結。

**雖然有著無數埋怨，卻也無法停止對爸媽的無盡思念。**

孩子無法接受爸媽已經不是當年的爸媽，家庭也不再是當年的家庭，但他仍想依靠，他就會想盡各種方式，重感溫暖。

而得不到時，就陷入極為心慌的情緒潰堤。



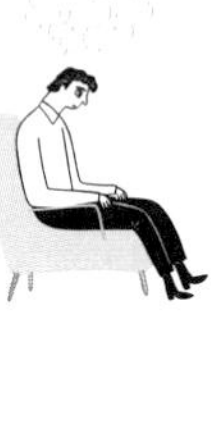

## 心裡有自己，也有對方＝走向獨立

上述三種類型並非絕對的二分法，而是當我們落入絕對的其中一端，且不允許自己有另一端的感受出現時，被壓抑的感受就會不斷想要浮現，造成意識與潛意識的衝突，情感與理智的衝突，這時就會產生大量的焦慮。

通常，被焦慮困擾的人，一方面會在意識層面很強烈地認定，而另一方面被強烈地否定。

兩極的整合，尤其是**依賴與獨立的平衡，可以說是心理健康的必要基礎**。

當一個人可以從不健康的依賴模式，不管是心裡只有自己，或是只有對方，慢慢變成心裡同時有自己，也有對方，這就是一個走向獨立的過程。

他可以**在心裡面容納更多的情緒，也同時可以排解、消化情緒**。這個時候的複雜型焦慮就能慢慢地回到原初焦慮，然後逐漸釋放，只是這個過程肯定會消耗一段比較長的時間。

因為這是一種融合在性格當中的心智模式，持續了幾十年的時間，甚至當他發展成強迫症等嚴重的精神疾患時，肯定讓人難以了解，也會專注在那個症狀，並認定那個症狀就是創傷和焦慮的來源。

但事實上，**這些症狀背後的故事通常才是真正的傷害**，也就是我們經常將症狀當成原因，但其實症狀只是一種結果，一種生活細微創傷所累積的結果。

如果我們只根據症狀去治療，那就很難真的有所轉變。

但如果我們能夠循著症狀所透露出來的象徵，去了解到一個人如何生活，並深入他的生命故事，了解他的人格如何被建構與重組，那麼，對於他的情緒調整會有莫大的幫助。



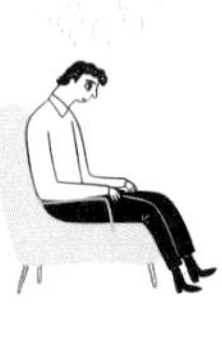

【小結】

## 焦慮不但複雜又廣泛，且極為詭譎

我們能做的事情，經常是把一切災難的可能性降到最低，也就常會產生極端的完美主義，以保護自己不會真的受到想像中的災難迫害。

第二章我們談到了非常多東西，也顯示焦慮是多麼的複雜與廣泛，需要用較多的主題才能完整描述。

焦慮比我們所知道的更詭譎，尤其是那些我們不曉得自己為了什麼而焦慮的時刻。理智上知道自己不該有強烈的負面情緒，但內心的感受卻說著不一樣的話語。

當我們願意仔細觀看，會發現許多隱而未現的感受，就像是精神疾病發作時會有的想法，擔心被拋棄、被迫害、被絕望的感受逼到角落。

這些感受讓我們覺得自己奇怪，也對想像他人的邪惡產生罪惡感。

我們細究焦慮的原因，是因為當越知道情緒如何演變、轉移與錯置，越能知道原初情緒是什麼。

這些情緒總會以不同的面貌出現，需要我們使用象徵的方式思考，才會發現**核心議題如何被完美地掩蓋**。

這些議題引起我們的災難化思考，覺得一切都會毀滅。因此，我們能做的事情，經常是把一切災難的可能性降到最低，也就常會產生極端的完美主義，以保護自己不會真的受到想像中的災難迫害。

**最容易讓我們產生災難化想像的事情，莫過於自我價值受到毀損。**

當代社會中，尤其是金錢的損失、能力被質疑、情感中創傷，簡單地說，工作、愛情、家庭占了我們生命中大部分的時間，而當我們往回追溯自我價值受到貶損的起源時，總會想到原生家庭，這個讓人既愛又恨的出生地。

當我們談起焦慮，總會覺得在談論的是害怕的特定人事物，但似乎不只如此，因為絕大

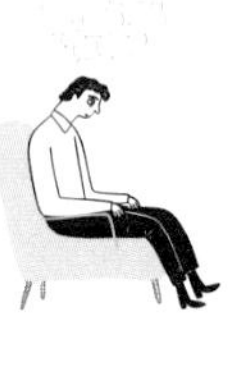

多數的狀況是，當我們移除了特定的人事物，我們仍舊焦慮。

心理治療中，從原生家庭探究焦慮的起源時，不斷看見人們心中的兩個極端在拔河，也就是我們一方面覺得應該做某事，但另一方面覺得不應該做某事。

這些思緒讓我們產生內在衝突，讓我們感到越來越煩躁，情緒變得沉重，也更難去處理這些心理感受。

而我們選擇壓抑時，它就變得越難解，而**以焦慮症、強迫症、憂鬱症等狀態呈現，逐漸形成了複雜型焦慮**。

# 輯三 我們都能學會好好照顧自己

## 心理治療有用嗎？需要搭配其他的治療方式嗎？

面對焦慮的狀況，建議較嚴重者需要藥物與心理治療，雙管齊下。

焦慮症和強迫症比人們想像的更常見。綜合大量研究顯示，所有的精神疾病中，痛苦程度最高的是憂鬱症，第二是酒精與藥物濫用，第三和第四則是焦慮症和強迫症。

但**對於強迫症患者來說**，**自覺症狀羞恥的程度又遠高過前面三者**，因為連患者自己都不曉得自己在做什麼，更不用說要被他人理解。

就算在心理治療中，患者也很容易因為完全陷溺在焦慮中，導致任何思考或行為治療都無法進行。



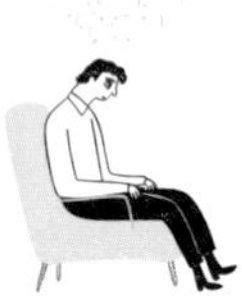

## 藥物或行為治療通常只能發揮短暫的效用

根據國際強迫症基金會資料顯示，**讓強迫症患者願意開始治療到真正覺得治療有效的時間，約花費十到十五年。**

在焦慮的狀態中，藥物或行為治療通常只能發揮短暫的效用，尤其是長期慢性的焦慮是由心理延伸至生理，由內在延伸至外在，而非反過來，因此若從外在治療內在就本末倒置了。

但這麼說，並非完全否認藥物與行為治療，尤其是生理疾病引發的焦慮、危及生命安全的時刻還是需要，畢竟心理的東西需要慢慢來。

有急性症狀時，還是得先透過外在的藥物迅速鎮定。否則如果人不在了，也就沒有探索心理的可能了。

因此，面對焦慮的狀況，仍是建議較嚴重者需要藥物與心理治療，雙管齊下。

## 身體和心理的連動性

——當身體疲憊，心裡往往也充滿無力感

睡眠是最明顯的指標之一，只要失眠、早醒，我就會知道我在焦慮。

你是否感覺到自己的身體與心理是連動的？也就是內在和外在彼此相互影響？

你的直覺可能會回答：「當然有。」

但仔細一想，真的有體驗過這種感受嗎？還是那只是一種腦袋中的知識？

### 酒精是情緒纏繞時的麻醉劑



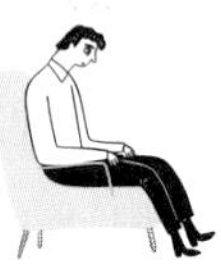

在我和焦慮相處的過程中，我慢慢能「感受」到身體與心理的連結。

在最嚴重的高中時期，我感到大量的疲憊感。每當我害怕去學校，不想聽到家中的吵架聲，我就像是被一團沉重的濃霧拖住，再滲透到肌肉與腦袋中，使得我全身無力。

漸漸地，我的腸胃開始出問題。大學畢業到剛出社會時，我有嚴重的胃食道逆流。我知道這和吃宵夜與喝酒有關，但更深刻的理解是，這兩者經常是被複雜的情緒纏繞的暫時麻醉劑。

嚴重時，只要壓力一大，我就會產生嚴重的喉嚨異物感和食道灼燒感，甚至，連我的過敏也是。

當我能夠平心靜氣地呼吸時，慢慢就能緩解。相反地，每當我快步催趕自己時，鼻塞和頭暈就會嚴重到無法好轉。

睡眠也是最明顯的指標之一，只要失眠、早醒，我就會知道我在焦慮。只是這陣子正在焦慮什麼，就得從生活和從夢中找找。

對你來說，焦慮的訊號是什麼呢？**我們不容易立即覺察心裡的焦慮，但我們能從身體的訊號「知道」焦慮即將襲來**。

若能早點做好準備，就可以避免徬徨失措的處境再次發生。

## 「我知道我是焦慮，然後呢？」

——知道我們身上發生什麼事情，是開始諮商或治療的第一步

Owen慢慢把情緒收起來，只有少數突發的悲傷時，他會到廁所爆哭一場，但也沒有再去探究，因為太痛苦了。

很多人在看完前兩章的描述後，會詢問：「知道了，然後呢？」如果你考慮進入心理諮商，或是正處在諮商的迷霧中時，也很容易出現這個質疑。

### 回到過去，重新感受恐懼、憤怒等情緒



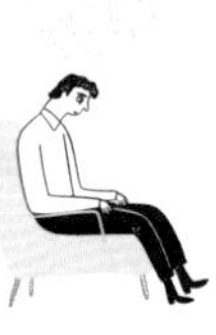

「知道」不會改變任何事情，所以無論是自我分析或心理治療的過程，也都不是環繞著「知道」，而是**心中能否回到過去的事發現場，重新感到恐懼、憤怒、愧疚、嫉妒、挫折、悲傷、孤獨等情緒**。

讓情緒不再以模糊發散的方式，轉移到其他各種人事物，形成未知的焦慮。

緩步分析中，我們將會逐漸減少對外在的焦慮，並能探討當初產生的性格和行為模式如何造成困擾。

理解成長過程中，那些情感如何增強與削弱自我，形成現在的複雜型焦慮。

例如以下的例子：

Owen來找我諮商前，對於自己經常性的憂鬱，感到困擾，尤其在進入伴侶關係後，憂鬱的狀況更常發生。

一開始，Owen無所適從，只能不斷翻閱書籍，後來找到「邊緣型人格」的診斷相當符合自己的狀況。因為他自覺喜怒無常，相當沒有安全感，以及找不到人當作支柱時崩潰到想死。

「我是邊緣型人格，常常有焦慮依附的感覺，很需要女友給的安全感，可是就算女友給了很多保證，我還是覺得不放心。有時候會變成逃避者，誰都不想面對，所以內心很混亂。」

Owen說出許多專業的語詞，態度也正經到不像來求助，比較像來找我開個案研討會。

「你在哪些時候會感到焦慮呢？」

我面對第一次前來的個案，都會先感受對方散發出的感覺，而未必是以話語內容為根據。因為意識中不同層面的自我保護，使得我們想說的話，未必真的會呈現在話語中，所以我選擇先聚焦在他提到的焦慮感受。

「聯絡不到女友的時候，我心裡會有一種衝突產生。我知道她只是在忙，但會覺得她要拋棄我了，就像是我媽給我的感覺。」

Owen似乎很有自覺，但他的語氣卻又理性到像是在談論另一個人。

「小時候，我媽常會說要離開家。後來有一次她和爸爸吵架說，她是被迫結婚生下我的，她現在要離開了。她一點也不愛我。因為這樣，讓我後來失去愛人的能力。」

「我感覺到，你的語氣好平淡，不曉得這些回憶對你的感受是什麼？」

## 「知道」反而變成一種防衛

一個人的態度和話語內容反差過大時，可能是長大的過程中，用了極大的心力建立起防衛，才能夠讓自己沒感覺，卻也變成了某一種模糊的困擾。

如同Owen繼續的敘述，**他「知道」這些經歷很痛苦，但卻沒辦法感受到**。

Owen曾經看了很多書，從書中了解媽媽受到爸爸長期家暴的痛苦。而他也曾經很崩潰，但他的崩潰沒人理會，他只能從書中繼續尋找答案。

但Owen所找到的只是讓他的知識增加。**情感所帶來的傷害，只有重新疏通情感才能得到緩解**，但這卻也不是還只是小學的他，能做到的。

因此，Owen「知道」自己的狀況，但也無解。

Owen慢慢把情緒收起來，只有少數突發的悲傷時，他會到廁所爆哭一場，但也沒有再去探究，因為太痛苦了。

因此，此時的「知道」反而變成一種防衛，阻止與保護仍是孩子的Owen繼續受苦，但也讓他逐漸忘掉當初的事件，變成一種慢性的、隱性的、廣泛性的焦慮憂鬱。

「知道」不能獨存，尤其是強烈的情緒出現時，你能夠具有覺察性地「知道」，那麼「知道」才會引領你調整當下的情緒。

反之，在情緒平穩的日常，你需要讓自己變得感性。「知道」需要引入情緒，才不會淪為與自身無關的理論。

## 寫下來或說出來

我們對於創傷的記憶大多是堵塞的，也無法賦予意義。

我們在創傷中是迷惘的，能夠回憶，但沒辦法整理，所以寫下來或說出來就顯得很重要。這能夠讓自己或他人重新整理，並提升對自己生活與生命的覺察程度。

當自我覺察提升，才能有自覺感受到自我正處在什麼樣的焦慮中，這是讓感覺歸位的過程。

本來不知道從哪裡冒出來，但找到來源後，懸浮在心中的模糊焦慮會降低。

當我們可以把自己的感覺都擺好位置，會得到一種控制感，意識中的焦慮也會慢慢減緩。

## 心裡的感覺得到安放

模糊的感受需要有語言作為歸屬，才能讓自我拿回一部分的控制感。但這個過程是緩慢且難以被覺察地在心中進行，也才讓很多進入諮商中的人，覺得變穩定，但又不曉得是哪裡做出改變。



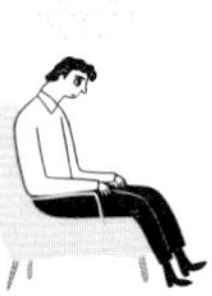

因為這些並不是外在做了什麼事情，而是心裡的感覺得到安放。

當內心有了自我的地圖，會從完全的迷惘變成有個方向。

至少感覺到某個方向是有燈塔，可以往那裡持續前進，多了一些希望感。

## 情緒是治療中極為重要的一環

感受就是我們的羅盤，這也是為什麼探討情緒是治療中極為重要的一環。

因為理性和感性總是分開。**那些讓我們焦慮的事情，從客觀的角度看來都是小事，但在個人內心的主觀世界中，都是爆炸性的大事**，而主觀經驗才會主導我們的行為，通常不是那個理性的自己。

但這並不是叫你拋開理性，而是我們若要善用理性，就需要先疏通感性的情緒部分。很多事情我們都「知道」，而知道不代表做得到，因為情緒的部分總是從中形成干擾。

有些人覺得有情緒就是不好，因為妨礙自己做事，但此時的理性是一種讓自己覺得還有能力，還正常的過度理性，卻也變成一種強烈的壓抑。

這時的情緒，是在與我們的過度理性拉扯時透露出的訊號。因此依著情緒的路徑，我們也才知道被壓抑的是什麼事情，需要心靈花費龐大的力氣掩蓋。

當情緒的部分得到疏通，清明的思考是進一步明確的指引。

真正的理性是我們可以容納更多思考的可能。這些思考就是我們往內心挖掘當下的事件的路標，了解到自己可能受到過去哪些事件的影響，形成了現在的困擾與性格。

## 知道我們身上發生什麼事，是諮商或治療的第一步

所以，知道我們身上發生什麼事情，是開始諮商或治療的第一步。讓自己了解焦慮的機制如何在身上運作，才能從日常生活中，慢慢地修正這些行為和思考模式，尤其是對環境敏感的人，需要更多的思考空間。

因為這些思考讓自己不會被焦慮淹沒，也不會反過來被過度理性掩埋。我們需要停下來，重新檢視自己，梳理雜亂的心流。

如同Owen的例子，當我們慢下來，細細地討論他的感受，而非在「知道」上打轉，他有了更多情緒的變化。

有上坡，有下坡，雖然痛苦，卻也第一次感到踏實，能放下防衛地回歸到「一個活生生的人」。

自由而非僵固地讓情緒流動，且自發性地做出調整。



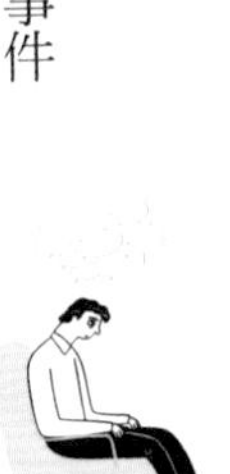

# 每一個人都是高敏感人

## ——高敏感不是錯，是有情感的人類的珍貴寶藏

我以前只會在上台發言或擁擠的人群中感到焦慮，但從沒想過，其實在當初家人的劇烈爭吵、拿刀大吼、重度憂鬱等狀況時，也讓我十分害怕：「這個家是否要支離破碎了？」

### 一焦慮，大人要我們不要緊張

可惜的是，我們從小到大很少被教導過如何面對自己的情緒，尤其焦慮來臨時，大人還會要求我們不要緊張。

這是一個很實在的要求，但不是一件說到就能做到的事情。

甚至，更多時候，是大人們也都處在焦慮的狀況，這讓還不曉得狀況的孩子，吸收了大

人的焦慮，也莫名地跟著焦慮。

## 影響我們最大的，是主要照顧者的態度

從小環境的影響，並不會在我們的意識中，覺得是造成焦慮的原因，但其實影響我們最大的，通常是主要照顧者的態度。

當照顧者的情緒受到波動而嚴重影響孩子時，孩子也會產生模糊的負面情緒。

這是一種更複雜的感受，因為難以描述。不光是身為小孩沒有語言描述，還有因著感受到照顧者的焦慮，讓孩子也對周遭環境的人事物都貼上一個危險的標籤，而在心中蒙上一層不安的感受。

而被蒙上的情緒，大多被冷落在一旁。

## 時間並不能沖淡一切

現代科技讓我們有更多的事情做，但留給自己的時間也更少。

當真的碰上問題，若不是急著找出現成的答案，就是再次將問題擺在一旁，假裝不存



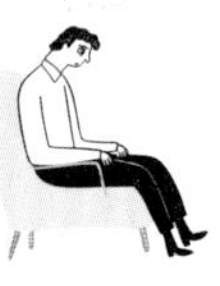

在。久了，也就以為真的不存在，所以「時間能沖淡一切」變成了一句名言。

但時間並不會處理一切，時間只會壓抑一切。當你以為自己釋懷、看破了的時候，某個失眠的夜裡又冷不防地向你撲去。

大多數人都是忍到受不了了，才願意尋求治療。但太嚴重的狀況，需要長期的耐心，多數人又沒有耐心能夠等待，所以抱怨治療沒有用，也就更絕望了。

但，你可以不是這樣。

焦慮、憂鬱、快樂，所有的情緒都是一種能量。當你能夠讓自己不焦慮時，能量就會從原先的身體部位離開，取而代之的是一股空虛感。它等待著被其他能量給灌注。

但如果沒有，身體則會用他最熟悉的焦慮，再度填補空虛。

你如果能夠有意識地將能量聚集在一個空間，可能是胸口或腦中，將逐漸知道自己的感覺和欲望。但這些感覺可能都是過往不被允許出現的。

剛開始被爸媽禁止。後來，**你學會了自我囚禁**。持續用焦慮掩蓋自己的迷惘，用一種相對微小的痛苦來抵擋更大的災難。

## 被太多的社會價值觀綑綁，我們成為一個不是自己的人

在成長的過程裡，我們被太多的社會價值觀綑綁，像是「賺很多錢才會快樂」、「符合爸媽期待才是孝順」、「不可以頂嘴」。

人原本擁有的自主性和求知欲被壓抑。在學校盡可能安靜，不提意見。工作選擇爸媽期待的公職。在伴侶相處中，不敢說出自己的需求。

他的生活了無熱情，因為那都不是他想要的。他正在成為一個不是自己的人。

## 「不去想」不等於「能放下」

人一旦喪失熱情，從此變得不敢冒險，這反而讓他的人生停留在原地一輩子，動彈不得。

他雖然二、三十歲了，但思維仍停留在五歲到十歲，因為那時候爸媽強烈地告誡他這些規範。

小小的他，也就照著這條路走。一有自己的想法就被爸媽駁回，一有負面情緒就被責備，一有踰矩的行為就被懲罰。他沒有自己。

但「不去想」不等於「能放下」。「不去想」是盡可能壓抑內心的想法，並掩蓋現實的



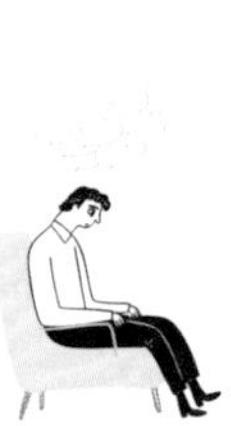

發生。

「能放下」是理解現實後，接受事情必然會有不好的一面。雖然失落，但體悟到失落也是生活的一部分。

## 我們擅長遮掩自己的不安

身處現代社會，要掩蓋內心的不安相當容易，容易到我們都沒發現自己正在遮掩。例如整天做飯洗衣、工作累垮了還停不下來、不停地跑步健身，各種行為將我們的注意力分散到外界，暫時不會理會內心的困擾。又例如很多人焦慮時會去聽音樂、滑手機，這同樣是一種讓外界持續有聲音進入內心的方式。

雖然有人可能會說「這是我的習慣」、「不然覺得怪怪的」、「只是覺得少了點什麼」，但如果我們再仔細觀看他的生活，會發現焦慮者不只有上述單一的習慣，而是幾乎全中。

因為他需要外界的刺激，強烈又合理地掩飾內心的困擾，合理到假若不去提及，似乎真的沒有困擾。

## 完整地感受自己

能夠思考很重要，但只有在你能夠完整地感受自己時，思考才能發揮它的最大價值。否則，多數時候，思考總是一種防衛。抵抗著我們與生俱來的直覺，也就是你在心裡產生的那股感受。

身為一個人，我們的生命中，肯定會經歷大量的焦慮混亂與不知所措。不逃跑，需要很大的勇氣，而要忽略這些感受，卻比我們想像的輕易許多。只是它們終究停在心中，越埋越深。

焦慮，就是一種被扭曲的複雜感受。如果沒有人帶領你感受與理解自己的情緒，尤其是面臨重大事件時，當初反而叫你自己想辦法，甚至否認你的內心情緒。那麼，你便會慢慢喪失辨別情緒的能力，只剩下不安與焦慮。

## 檢視自己的生命史

如同我以前只會在上台發言或擁擠的人群中感到焦慮，但從沒想過，其實在當初家人的劇烈爭吵、拿刀大吼、重度憂鬱等狀況時，也讓我十分害怕：「這個家是否要支離破碎了？」「我會不會要流落街頭？」「我的性命是否會受到威脅？」

這些想法不會在那些當下就浮現，只會有一種難以言喻的擔憂，但就是因為很難說、不曉得怎麼說，也就不說了。

但那些焦慮與害怕，卻是在家中平靜沒事時，也仍舊揮之不去。

因為不曉得什麼時候又會上演，這也是焦慮最原初的樣貌：對未來的模糊想像。

當我無法在內心消化負面情緒時，會產生一股焦躁感，並變成了人群恐懼的方式展現。

直到我重新檢視自己的生命史，才能**回去理解當初還是孩子的我，替他把內心的苦說出來**。一點一滴地將放了好久好久的擔憂，挖掘與釋放，焦慮的感受才緩緩消退。

## 未完的焦慮與恐懼，在家族中不停蔓延

我們不斷繼承上一代的痛苦，那些未完的焦慮與恐懼在家族中不停蔓延，並在敏感的孩子心中重現。

一個人若能在原初焦慮出現時，被教導與那份焦慮共處，並允許自己處在焦慮中，他能更妥善地處理事件，也就不會轉變為複雜型焦慮，更不會變成慢性的廣泛性焦慮。

他也能在情緒較緩和時，試著解開造成創傷的不同因素，讓自己了解出現干擾的回憶是

哪些，並重新經驗那些焦慮的時刻，也就是**將複雜型焦慮拆解，還原成一個接著一個的原初焦慮**，便能慢慢減少總是感到不安的性格。

## 讓自己沒有感覺，傷口並不會消失

當情緒找到出口，高敏感才不再是一個困擾，反而成為理解自己與他人的一項有用工具。

我相信每一個人都是高敏感人，只是在長大的過程中，我們被爸媽告誡、被長輩威脅、被創傷嚇阻，有些人開始告訴自己：「我不要讓自己感覺害怕，那太難受了。」但當你讓自己沒有感覺，或是用力地遺忘疼痛，傷口不會就此消失。

你也許可以度過那個當下，但下一個時刻、再下一個時刻，你仍需要好費力地擺脫胸口的重石。

高敏感不是一種錯誤，雖然我知道翻開這本書的你深受其擾，但其實那是每一個身為有情感的人類的珍貴寶藏。

你也許感受過它帶來的傷害，但肯定也體會過它，讓你表達與接收精緻柔細情感的時刻。

當你能運用高敏感，也就越能與情緒同在。

你可以開始選擇，選擇與這個世界要多分離或相愛。



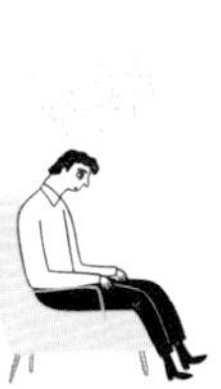

# 正向心理學的矛盾

## ——叫一個原本悲觀的人「你樂觀一點」?!

Paul來到諮商中的原因是：「我覺得負面情緒是不好的，我只要有正面情緒。」

正向心理學說明樂觀使人健康，但許多人（包含許多心理專業人士）會將這種結果誤用，他們會叫一個原本悲觀的人「你樂觀一點」。

但人類的思考和情緒系統是從小到大慢慢形塑的產物，我們稱作「性格」或「人格特質」，並非過程中持續叫他樂觀就會變得樂觀。

而且，硬是將樂觀套在悲觀的人身上，他只會覺得受到指責，以及被迫和其他樂觀的人做比較，覺得自己不夠好，反而變得更負面。

## 龐大的情緒勞動

這在人際相處上是種壓力，因為「研究顯示，人們更喜歡和樂觀的人相處。」這句話經常不單單是一個研究結果，對許多人而言，更是拿來批判朋友或對伴侶的警告。

如同「研究顯示，笑容能夠讓人感到更快樂。」這使得眾多企業風靡在員工訓練中，加入正向激勵的課程。這在業務、客服、餐飲與旅遊業最常見。

他們被迫要笑，卻因為和自身的情緒狀態未必符合，且不管任何人也不可能總是處在快樂的時候（有人說那是專業表現，但我認為真正的專業表現是保持穩定與理性）。因此，那個笑需要用偽裝的，卻變成了他們很大的情緒勞動。

## 悲傷變成一種無能與缺陷

悲傷或只是面無表情變成了一種無能與缺陷。他們不能表現自己「一般」的模樣，因為可能被指責「笑得不夠開」。光是這點，就足夠讓員工焦慮了。

不僅如此，許多正向心理學書籍強調「個人努力程度是快樂的關鍵」，這像是替憂鬱焦慮的人貼上了一項「你太懶惰」的標籤。因為不夠快樂，是因為你不夠努力。

同樣地，不管是這些書籍或身旁「正向的人」，還會給出他們覺得實用的「建議」。例



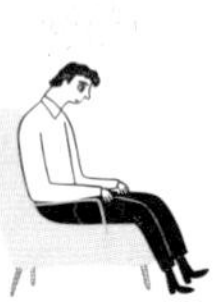

如：「如果容易想太多，你就不要想就好了。」這就像是叫憂鬱的人開心一點就好了，叫強迫症的人不要重複檢查就好了。如果事情這麼簡單，心理治療就不會如此複雜，且全世界服用精神科藥物的人數，也不會逐年上升。

此處，並非要批評這類型的人或書籍，而是對於心靈功能較好或是壓抑程度較高的人，這些建議的確有效，因為他馬上能從負面情緒中脫離，或是馬上又能繼續壓抑感受。

但對於曾經歷過一些創傷，心靈比較敏感的人來說，他會感受到焦慮隱含了更多深層的不舒服。

他難以言喻，卻又無法忘懷。**叫他要正向的語言，也就變成一種指責**。

例如以下的案例：

Paul擔任保險業務好幾年了。他每天起床，都會播放「正向話語」的音檔。

Paul來諮商的原因是：「我覺得負面情緒是不好的，我只要有正面情緒。」

但要消除負面情緒，總要先討論負面情緒吧？只是，Paul絕口不提自己的負面經驗。

Paul覺得他已經能夠處理得很好了，只是「其他人很麻煩，可能會讓他有負面情緒。」

Paul要我教他如何遠離那些人。

儘管Paul有著明顯的疲憊感、工作沮喪，講到媽媽態度強硬時，有淚水在眼眶打轉。但他堅持這些都過去了，現在沒有這些負面情緒。

當Paul用偽裝的正向情緒硬是將真實的負面情緒藏起來，也就阻隔了所有的真實情緒。

很快地，他就陷入極度憂鬱的狀態。

羅洛・梅說：「人類的焦慮經驗會如此複雜的主要原因，在於決定焦慮的因素通常是無意識的……重度焦慮確實會被迫否認不安的存在——不是因為案主隨心所欲或拒絕合作，只因為這是重度焦慮的功能之一。主體只能以『自己不害怕』來說服自己，才能不受排山倒海而來的焦慮影響。」

## 關掉情緒，也關掉身為人的慈悲之心

與其一直反芻具危險性的信念是否安全，乾脆關掉感知情緒的能力，這部分就和藥物的功能類似，直接降低思考的能力和活性，只不過在人類身上，大都透過潛意識進行。

殊不知關掉了情緒，也就關掉了身為人的慈悲之心。

那時，自以為的理性並不真的存在，只是一部機器在運轉，也可能殘忍地讓自己繼續待在危險的環境中。放棄自我覺察的能力，為的是不會再感到痛苦。

無感的人不是真的無感，而是他讓自己關掉感覺。可能在很早的時候就開始這麼做，早到他都不記得了。

## 將依賴與獨立需求，調配出滿意的比例

人格中的正向面，是一種有意識地轉化過程。這裡說的有意識，並非叫自己要正向，而是他能自由地感知正向與負向情緒。

他能看清自己依賴與獨立的需求，並在其中調配出能夠滿意的比例。當他逐漸能夠接受自己所做的選擇時，也就能夠用更負責任的態度看待一切。**當他知道這是他自己的決定，也能夠安心地成為他想成為的人。**

人格中正向的經歷開始變多，他也才會加入正向的觀點在他的思考與感受中。

# 允許各種情緒的存在

——人生不可能沒有負面情緒，端看你如何處理與面對

你的「情緒多樣性」程度越高，你就越能夠認識自己，並做出調整。

對一個人來說，只有正面情緒是一件災難。代表他沒有能力去感受到自己的負面情緒。

因為人生不可能沒有負面情緒，端看你如何處理與面對。

所以當你能夠感受到自己更多的情緒，那是相對更健康的狀態。也就是你的「情緒多樣性」程度越高，你就越能夠認識自己，並做出調整。



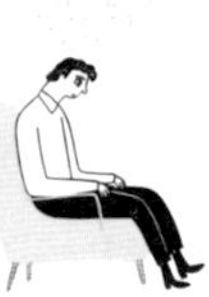

## 情緒多樣性越高，越不容易陷入憂鬱

研究也顯示，擁有情緒多樣性越高的人，比擁有高度正向情緒的人，更不容易陷入憂鬱。

因為你能夠感受和表達自我，能夠自由地在正面與負面情緒之中穿梭，這會讓你的內心更有彈性。

壓抑陰暗的那一面，會讓一個人失去他的完整性。他的人生只有一半，甚至當他快樂時，也會只有一半。因為另一半用來快樂的精力，拿去壓抑陰暗面了。

所有的焦慮都是一種正常的情緒表現，所有的精神病症也都只是一種正常的延伸。而區分所謂的正常與否，端看它是否嚴重影響個人生活，以及當代社會更重視的——是否符合社會規範。

## 我們需要做的是降低焦慮，而非根除焦慮

我們常常覺得要把焦慮治好，好像焦慮是一個邪惡的存在，得要把它根除。

但若想要治療焦慮，我們得先放棄一個偏見：心理健康就是完全不會焦慮。

焦慮是所有情緒發生前的一種感受。有了焦慮，我們才知道因為什麼事情而有熱情且在

乎。它提升我們對於生活的熱情，如同陷入低落時，我們才會開始反思，究竟目前的生活出了什麼狀況。

焦慮無可避免。想要完全消除焦慮，是一種對極端焦慮的害怕。畢竟身處恐慌的時刻，才能讓我們真實地感受到危險。

我們需要做的是降低焦慮。透過時時刻刻的覺察，將焦慮維持在一個能夠和平共處的水平。

**這種焦慮反而能夠促進我們思考：此刻內心的期待和恐懼是什麼。**

## 用幻想的神聖，掩蓋真實生活的苦痛?!

內心完全沒有矛盾衝突時，那並非不焦慮，那是完全放棄自我的表現。

像是某些宗教團體要信徒「全然地將自己奉獻給神」，且教導身為人的欲望需要被禁止，但當其他人想要發出自己的聲音時，他便會嫉妒和沒有同理心。

這點，你可以在許多宗教迷信的狂熱分子身上清楚地看到。當他跟你傳教不成，或是你想要請他多說明，你對於神旨不清楚的地方時，他便會馬上從微笑瞬間轉為憤怒。

他們要求所有人和他們一樣，用幻想的神聖來掩蓋真實生活的苦痛。



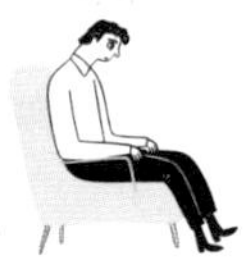

某個層面來說，在街頭或LINE群組中強勢拉人入教的宗教便是在說：「你要和我一樣虛偽。這樣，我才能感到自己的正常。」

許多人期望自己「正常」，但什麼是正常？我聽過很多人說想要生活豐富、工作順利、感情關係良好，這樣才是正常的生活。

但是能夠維持這麼多的豐富與良好，絕對不是「正常人」。因為想要良好的生活和工作，那勢必得經過比一般人更努力的過程，甚至在讓人看到正向的那一面之後，他們還是得努力過好生活，繼續辛苦地工作，不斷磨合感情。

我聽過「非常想要正常」的人，都會把生活過得十分平淡，然後抱怨怎麼沒有好生活和良好關係。

## 「正常」不會讓人覺得值得活

當然，這和是否曾經被鼓勵這麼做，很有關係。

如果一個孩子他在努力時沒有被讚賞，想要活出自己的時候被打壓，甚至在提出意見後就被掌嘴，那麼，他注定活得痛苦。

就算生活精彩，也會覺得自己平庸，因為他從來沒有被重視過。

在照顧者的眼裡，他是如此的無用。導致他在認識自己的過程中，缺少了覺得替自己驕傲的部分。

也因此，他總是否定自己，覺得一事無成，他只想要「正常」就好。

但「正常」並不會讓人覺得值得活著。

唯有感受到內心真實的欲望，可以與人產生連結，以及創造貢獻的能力，讓我們擁有成就感。這些心靈體悟讓我們感到心滿意足，而**這種感受是極為私人且獨特的**。

這需要勇氣，一步一步地將做自己的自信搭建起來。

• • •

存在主義心理治療師法蘭可（Viktor Frankl）曾說：「刺激與回應之間有個空間，空間裡，我們有權利選擇我們的回應方式，而我們的回應方式決定了我們的成長與自由。」

當外在刺激產生，你可以選擇用什麼方式回應，這會決定接下來的人生怎麼活。沒有對錯，只有你是否能夠接受與負責。

當你願意好好端詳生命中接收到的外在刺激，以及那些古老的創傷在當下又產生的內在刺激，你的情緒才可能開始做出調整，一點一滴地調整。

# 從內在緩解焦慮

## ——從13個自我思考開始練習

人不可能沒有焦慮，但你可以學會如何與焦慮共處。

涵容的能力，是在刺激與回應之間創造一個空間，讓我們能夠安放情緒的能力。

精神分析師溫尼考特（Donald Winnicott）在描述外在世界與內在心理的中間地帶時說：「第三領域是個人（嬰兒、小孩、青少年、成年人）在個別生存環境裡體驗的產物。這裡有一種千變萬化的性質，跟內在私人心理現實和外在共有現實的現象性質不同。第三領域的範圍可能很小，也可能很大，完全看真實體驗的累積而定。」

## 可以擁有情緒，但不會搞砸事情

我們得真實地去體驗迎面而來的刺激，也感受內在湧現的浪花。在每一次的情緒經驗中存活下來，反覆地學習到我們可以擁有情緒。我們可以在擁有情緒的時候，並不會把一切搞砸。

他描述這個第三領域中發生的一切為『中間過渡的生存現象』，停留於此，即是一種介於外在與內在之間的生存能力。

這是一個人能夠發展出信任感的源頭，也是從小我們與照顧者互動時，得以發展出獨立的特質的關鍵。

因為有了中間地帶可以存放，我們可以想像，可以發展出象徵的能力。自此，世界不再只是世界，自我也不再只是自我。透過心靈的連接，世界與自我產生了關聯。

## 一個人邁向成熟的重要條件

當我們介於遠離他人與親近他人之間的過渡空間，不會被強迫接受嘮叨和建議，卻也能知道被在乎。這個過渡空間的擴展，是一個人邁向成熟的重要條件。

它讓**我們不再是黑白分明的兩極化思維，而是可以涵納更多的不確定性**，可以看清世界的混沌屬性，然後，真實地認識自己與他人在世界中的樣貌。

焦慮在這裡可以被思考，不急著外在的清除或內在的壓抑，我們可以仔細端詳焦慮，然後再做出恰當的回應。

分析治療中，心理師常需要處在第三位置，它並非沒有情緒的冷淡，而是能跳脫完全的內在與外在，減緩極端化的思考，看看自己正在兩極中的哪個位置。

當我們能夠反身觀看自己，也才能認清現實，適當地調整自己，進而重新成為自己。

外在情境——內在衝突

↗

涵容能力

你可以根據這三個部分，了解自己的焦慮如何運作和如何在心中被藏放。

大部分的情境下，會有一些外在的狀況使我們變得焦慮，但焦慮只是一種最初，也最模糊的感受。

關於外在情境，你可以試著練習思考：

### 1什麼樣的情況容易引發焦慮？

你：「老闆在旁邊大吼其他同事。雖然我不是被罵的人，但也感覺到極度害怕，擔心下一個就是我，這也讓我焦慮到有點反胃、想吐。」

**心理師的叮嚀：**

你的內心狀態容易與環境連動，也容易影響生理狀況，通常這三方面會相互影響。也就是說，當你能反過來讓環境與身體處在安適的狀態，也能讓你的心靈較為平靜。

### 2如果依照1到10分排列，1分是完全不焦慮，10分是極為焦慮，你各會想到哪些處境？

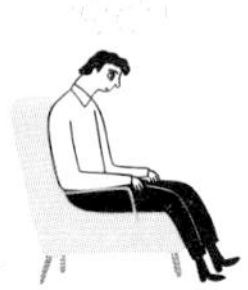

你：「直接挨老闆罵是8分，在旁邊聽別人被罵是7分，覺得沒把事情做好是5分，回家洗完澡躺在床上休息是2分，但如果和伴侶吵架則是10分。」

**心理師的叮嚀：**

**你可以給所有遇到的事情一個焦慮分數**，這有助於提升你的自我覺察。

每一次發生事情，都記得在當下或事後想想帶來的焦慮有多少。這不是件容易的事，畢竟要在焦慮時還能保有理智的反思，就像是雙手使盡全力扛著大石頭，還要計算石頭的重量。因此，當下沒做到，也別苛責自己。你可以事後回想。

## 3 通常遇到這些狀況，你的反應都是什麼？

你：「如果被老闆罵，其實情緒很快就過去了，頂多躲到廁所哭一下。但如果和伴侶吵架，就不一樣。我會想很久，是不是哪邊做錯了，是不是自己不夠好。我會一直重看訊息，也會一直討好對方。」

**心理師的叮嚀：**

有時候你會發現，原本以為被老闆罵是焦慮到想要嘔吐的嚴重，但想到伴侶或父母的負面反應時，可能就變成天旋地轉的世界崩毀。

這很正常，因為他們與你的關係最為親密，也就有最大的影響力，而檢視那些影響你最嚴重的自身反應，大概能了解你與焦慮的關係。

如果你與範例中的狀況類似，你可以想想，這份自責是怎麼來的，而你需要一直討好，肯定也很疲憊，會不會問題不在於「你」做錯了事情，而是「你們的關係」出了問題？

## 4 你都如何避免這些外在情境發生？

你：「對老闆只能盡力做好，每次都祈禱他不要走到我面前。對伴侶，會常常確認他是否還愛我，也會準備很多驚喜，希望彌補感情。」



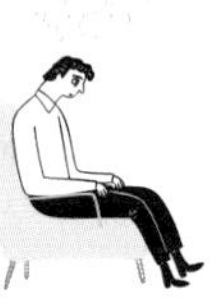

**心理師的叮嚀：**

如果你也是個焦慮的敏感人，那麼，每一段關係都會讓你小心翼翼，不敢真正的做自己。你的行為大都是被恐懼驅使，而非熱情。因為你好害怕重要的人事物會離開、自己變得孤單、生活轉而破碎。

但**你要記得，你的害怕永遠值得被承接**。你還是可以做些事情，避免想像中的災難發生，但同時，也要適當地告訴親密的重要他人，你對於關係的擔憂、對於衝突的恐懼，甚至有深入一些的對話，讓重要的人知道你容易因為害怕而自責與討好。有了說出口的機會，也可以被溫暖地理解時，才能回過頭讓你的焦慮暫時安放。

---

事情本身就是事情，重要的是我們如何面對事情。

也就是說當面對外在情境時，若產生較大的情緒，通常是我們的內心產生了一些衝突，使得自己焦慮不安。

關於內在衝突，你可以試著練習思考：

## 5 你現在的情緒感受是什麼？

你：「被老闆責備時，我覺得自己很渺小，像是被壓在底下的、不重要的小人物，隨時都可以被犧牲。」

**心理師的叮嚀：**

回憶情緒時，也許會讓你害怕，畢竟像是重新經歷一次讓你焦慮想吐的狀態。如果感到不舒服，**就讓自己先停下來**。如果可以繼續，慢慢一步一步來。這些情緒感受會再作為後續自我探索的羅盤。

## 6 情緒感受和外在刺激的比例相符嗎？

你：「有時候相符，有時候不相符，尤其是我看到被罵的同事都沒這麼受影響，我卻在旁邊撐不下去，就覺得自己很沒用。」

**心理師的叮嚀：**

情緒是非常主觀的東西。每個人對於情緒的感受都不一樣，處理的方式也不一樣，所以有不一樣的行為、結果，也很正常。

只是，當和自己做比較時，你還是可以知道有些時候莫名的不對。你說不出前因後果，但就是在某個你覺得應該不會有強烈情緒的時刻，情緒硬是彈爆出來。

**記下這些特殊的時刻**，它們可能代表另一些事件的情緒在這裡才找到出口。

## 7 不成比例的情緒，讓你聯想到過去的什麼事情？

你：「不知道……但我想起媽媽也是很渺小。她在外人面前卑躬屈膝的模樣，讓我看了就討厭，但她也教導我們做人要和平往來，不可以冒犯他人，不可以讓別人增添麻煩。」

**心理師的叮嚀：**

想像力是你的超能力，也是心理師最重要的分析工具。你可能沒辦法立即將生命故事串聯成一幅圖，但你可以想起過去一些時間點發生的事情。

心理治療或自我分析中，最重要的即是將聯想到的事情記下來。它們在表面上可能無關，但你會因為它們類似的模式或情緒而在腦海中被打撈上岸。

慢慢地，這些點連成線的過程，也是**你對自己的生命有更多體悟的時刻**。

只是，這是相當困難的一件事。你可以記在手機中，想起來一點，就寫一點，想不到就放著，會有靈光一閃的那天。

## 8 這個情緒是哪幾個思考正相互矛盾，並產生衝突？

你：「我覺得自己沒用，但其實又是老闆最重用的員工之一。我覺得伴侶可能會背叛我，但我又知道其實關係很穩固。我很同情媽媽，但又對她把自己看扁感到很生氣。」

**心理師的叮嚀：**

這些都是你可以繼續深入探索的部分，關於階級、背叛、犯錯、委屈、憤怒、分離、渺小、孤單。

這些字詞彼此相關，相互影響。可以如此確定，是因為它們都和「你」有關。即使你還沒看出關聯，但情緒已經先從最深處冒出且造成困擾。

你會有好多的內心小劇場，尤其是焦慮的人。每種可能性都會想過一次，每一次嗅到災難就會焦慮一回，每回合結束就精疲力竭。

整天下來，回到家，只能癱軟在沙發。而你也真的需要休息，不只是因為這些想像，而是你會責備自己想得不夠多，自己沒有持續精進而不夠好。

但你真正需要的，是有一個人在身旁，輕輕地告訴你：「你可以休息，無論多久都可以，因為你已經很棒了，足夠勇敢，也足夠堅強，只是你仍然在勉強自己變得更好。但我想和你說，**現在的你，就已經值得被好好地愛著**，你不需要重複確認。只要你有需要，我就會在你身旁。」

外在情境引發的情緒變成內在衝突前，有一個最重要的部分，即是我們內心的涵容能力。

它掌管了對情緒的消化、對事件的反思、對生命的體悟。涵容能力越強，心靈越能夠應付迎面而來的事件。

關於涵容的能力，你可以試著練習思考：

### 9 雖然會不耐煩與焦慮，但你能夠思考情緒，而不立即做出反應嗎？

你：「我在和伴侶吵架時，還是很擔心他離開我，但能夠先讓自己冷靜，也知道他不會輕易地說要離開。

在和老闆的溝通中，當他在罵我時，也會覺得委屈，但逐漸可以思考他只是亂發脾氣，或是我真的有沒做好的部分。」

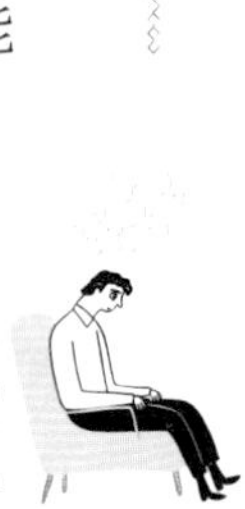

**心理師的叮嚀：**

這是本書強調的重要能力：**「混亂中仍保有思考」與「情緒中仍保有理智」**。

人不可能沒有焦慮，但你可以學會如何與焦慮共處。在焦慮時，還是能夠發揮人性與社會功能，不至於讓焦慮真的癱瘓你。

你還是會有崩潰的時刻，但也曉得崩潰後，世界不會真的毀滅。

當你有自覺地從每一次覺得崩潰、真的崩潰，事後還是可以回歸平靜後，慢慢地體悟到，你是有能力在其中思考時，那就是處在過渡空間的時刻。

你有平靜，也有混亂，你有糾結，也有釋懷。然後，你感覺到自己多了幾分智慧，好像多長大了一些。

## 10 你的思考是否過度理智？

你：「我有時候會努力地思考，這的確會讓我冷靜，但有時候會過度冷靜，像是局外人。我不曉得這是真的平靜，還是太壓抑了。」

**心理師的叮嚀：**

思考的時候，別太用力了。當你太往一個地方鑽，太想要找出頭緒，經常會卡在那裡，動彈不得，畢竟腦袋也是需要休息，才有更好的產出。

如同諮商一週一次一個小時，需要增加時，也會是增加頻率，像是變成一週兩次或以上，而不是一次談好幾個小時。

而判斷自己是否過度理智，仍然是以你的情緒作為標準。你可以感受自己是否會因為那些事情哭笑。

**真正的平靜是，你仍然有情緒，只是你能夠安然地運用情緒。**

壓抑則相反，你對大多人事物沒有情緒，一有情緒，就是爆炸性地失控。

## 11 你是否被情緒控制而失去理智？

你：「雖然最近比較不焦慮，但會突然想哭，像是在工作中要對別人生氣前，我就會自己先慌張地哭了。但我以前不會生氣，現在好像可以表達更多自己的情緒了。」

**心理師的叮嚀：**

你也是不容易生氣的人嗎？那麼，讓你表達情緒就會是辛苦的過程。也許是擔心別人的眼光，也許是自己會失控，也許是擔心沒有表達清楚。

這是一個把模糊的複雜型焦慮還原成原初情緒的過程。當我在這本書裡寫「過程」兩個字，都代表著漸進的，且不容易的。也就是說，你肯定會一個不小心就把情緒打翻了。

但沒關係，**你可以一次一次練習**。你可以先選擇較安全的環境，練習表達，像是和伴侶說好自己在練習。你們訂下一個共識，讓這段期間變得安全。就算失控，也知道有軟墊保護，讓你增加勇氣。

## 12 你能在兩極化的思考中取得平衡嗎？

你：「很難，我還是覺得自己很不好。要去討好對方，才值得被愛。但是想歸想，好像在情緒感覺上沒有這麼強烈了，也不會每次在同事被罵時，同時覺得自己很沒用。我好像多了一點自信。」

**心理師的叮嚀：**

**感受你的情緒，這是最重要的事情。**

你可能覺得自己沒有改變，但情緒和行為已經先有了不一樣的變化。如同在嚴重焦慮前，你可能也沒意識到哪邊不對勁，而是某天情緒崩潰後，才驚覺自己受傷、難過、慌張等狀態。

兩極化的思考在生活中不斷出現，像是世界上只有好人與壞人，伴侶只有愛與不愛，甚至性別只有男和女。但所有事情都是光譜般的存在，大多數事情都是處在黑白交錯的灰色地帶。

你同時具有善良與邪惡的面向，喜愛和討厭伴侶的時刻，以及男性與女性的特質，這是維持心智的平衡運作所需。

當你覺得自己太偏向某種極端思考，像是「我就是很爛」，**也許可以想想，是什麼讓你失去了「我還不錯」的想法。**

你是真的覺得自己一無是處，還是因為被爸媽長期否定，讓你就算有驕傲的部分，也不敢說？



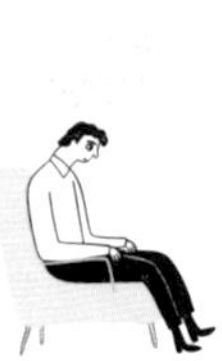

## 13 你能夠忍受不舒服，在合理範圍內表達自己的需求嗎？

你：「我以前沒辦法說出自己的需要，當要對媽媽說：『不要再隨便進我房間』根本是不可能。她覺得那是她的房子，裡面的東西都屬於她，包含我，所以她可以給我或不給我東西，但我要做什麼，都必須經過她的同意。我以前被說沒有叛逆期，但現在慢慢可以跟她抗爭，雖然會被說『你這個不孝子』、『等媽媽死了，你會後悔』、『你再不讓我進房間就切斷關係』。這些話很可怕，但我知道我長大了。我可以告訴她，我要有屬於自己的隱私空間。」

**心理師的叮嚀：**

涵容能力較低者，只要一接收到負面情緒就像被倒垃圾，它需要趕快倒掉。相反地，一個具有涵容能力的心靈，它可以將情緒先收起來，等到適當的時候再宣洩、表達。

**表達自己肯定會有不舒服的時刻**，因為你一表達，就壓縮到他人的表達。即使這樣，雙方才能平等。

但被壓縮到的那方，肯定會表達他的不滿。如同常見的，不再百分之百地照顧爸媽，不再當個開心果，不再把所有的工作責任扛下來。

你的心靈有自己的領土，別人也是。你能夠看到這點，並且捍衛自己與維護他人嗎？這在我們的文化中，尤其困難。

你在孩童時期的忍讓和乖巧被認為是種美德，但現在卻常使自己的權益受損和壓抑憂鬱。

這並不是你的錯，而是長大的過程中，少了一個溫柔而堅定的聲音，她或他可以讓你效仿，並不斷地告訴你：「你可以做你自己，這是一件珍貴無比的事情。你可以不斷嘗試錯誤，你也可以累了回來休息。重要的是，你知道自己正帶著熱情前進，這會是辛苦的過程，但終究你會覺得值得。」

## 從外在緩解焦慮

### ——從5個溫柔的方式開始

我發現自己常常會屏住氣息，而當發現時通常已經胸口沉悶。

在我患有重度焦慮症和強迫症後，緊接而來的無力感，也讓我陷入深深的憂鬱症中。當時的我，完全不認識情緒，更不用說往內在探索。我只想盡力擺脫這種痛苦的感覺。

如果在當時，有人能夠告訴我，這些狀況不只需要吃藥，若能夠透過學習思考以及自我探索的方式，最好能搭配心理諮商（學校大都有免費的），我相信這些嚴重的症狀，至少不會一路崩跌下去。

但因為身旁沒有人具備這些知識，當時的社會文化也較為保守古板，使得這些精神症狀，只能被我藏在心底。

以下的五個方式，是除了上述的心智練習外，我希望十幾年前也有人能溫柔地指引我的方式。

如果你有興趣，歡迎也試著練習：

### 1 停止讓外界的訊息進入

當你想要重新整理自己的思緒時，第一步就是避免再接收外界訊息。因為原本的心靈已經夠混亂了，暫時不要再加上額外的負擔。

例如我對於外界的聲音和光線十分敏感，當我在休息、書寫、重新整理自己時，都會將手機螢幕朝下放，因為就算手機亮了一下，都會讓我分心。因此除非重要訊息，否則全部關閉通知。

**對於生活整體，則要知道什麼方式才是最適合自己的**。因為有些人對於一天工作十二小時感到精力充沛，但有些人則想要更多休息時間。

在我們的一生中，找到一個舒服的位置很重要。替自己減少焦慮的來源，你也不必整天



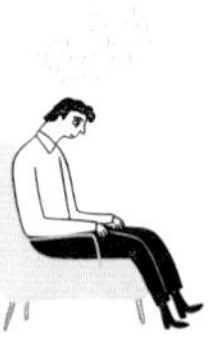

處理新出現的焦慮。

這些方式可能是，工作上，找到責任與壓力間的平衡；生活上，了解自己獨處與共處的需要；情感上，減少令雙方感到不安的互動；財務上，擁有一套能夠安心入睡的理財策略。

這並不是在控制生活，相反地，是我們找到不會讓自己持續焦慮的生活。

但很重要的提醒是，生活中肯定有焦慮的時刻。我們並非要逃避焦慮，而是不要替自己增添焦慮的事項。

同時，當焦慮來臨時，更能夠有足夠的能量和穩定的情緒面對。

因此，時時察覺自己是否訊息過載，而在必要時，讓世界暫時停下來。

## 2 呼吸

每隔一段時間，我都會感受到體內竄出大量的焦慮干擾我，而從原本的受到嚴重影響，像是強迫症和憂鬱症，一直到後來能夠讓自己多休息的和平共處。

每隔一段時間，我都會記錄我的焦慮如何發作，以及當時如何趨緩和自我分析。二〇一八年底，我才又寫下一篇貼文是〈再忙，都要記得呼吸〉。

那時，我剛增加新工作，步伐越來越快速，快到我沒有時間休息。過程中，我發現自己常常會屏住氣息，而當發現時通常已經胸口沉悶。

那時，我就寫下筆記，提醒自己：「這個呼吸是有意識，還是沒有意識的？人一忙起來，一件事情接著一件事情，沒有空隙，甚至是交疊在一起。說話也是，語速越來越快，快到好幾句話連在一起，但你下意識地想用一口氣把它講完，中間卻因為生理的限制，不得不停下來，喘了一口，再繼續接完。忙碌不是壞事，但過度忙碌時，整個人容易身陷『趕快做好！』的自我催促中。」

這個催促讓我把所有精力都花在完成事件，很少時間體驗生活，更不用說感受自己了。呼吸，則是回到自我感受的第一步。

當我們能夠有意識地的吸吐，不急於下一口氣。不評論自己身體的狀態，只是觀察，會逐漸感受各種不同的情緒湧現。

**情緒就像海浪**，它會上升達到高峰，也會退潮下降。**只要你持續專注在呼吸，完整的經驗情緒，最終都會過去**。

尤其是嚴重焦慮造成的呼吸急促。如果我們能意識到它只會持續幾分鐘，我們需要做的，就是不斷調整呼吸的節奏，那麼焦慮就會逐漸減緩。



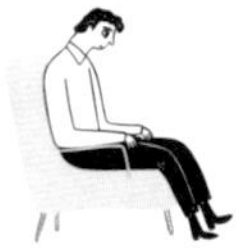

## 3 傾聽內在

當我們讓世界停下來時，有件可怕的事情可能會發生，那就是空虛、寂寞、失落、悲傷的感受湧現。

我們透過呼吸，調整生理狀態的同時，也將注意力移至空氣在體內外的流動，藉此穩定那些從心底跑出來的情緒。

但壓抑許久的情緒不會就此消失。**這些情緒需要被聽見，需要被重新經驗**。它們是居無定所的孤兒，循著某個感受，可能是空虛。它會帶著我們，一路行經被形塑的過程。我們會看到，空虛如何在生命中一點一滴成形。

傾聽自己是一件需要勇氣的事，因為被我們壓抑越久的人事物，代表我們的內心越抗拒面對，也容易在出現負面情緒時，想要趕緊逃開。

我很容易在回憶出現後，晚上就做一個又一個的夢。夢裡的事物和現實沒有直接相關，但仔細一想，又能很快地找出與回憶的連結。

即使意識上想找，但無意識的我們會設下重重關卡，阻礙那些讓我們不舒服的情緒，這是因為一種自我保護的心理機制。

很大一部分，是被教導後所形成的習慣，但這種習慣的後遺症，就是產生焦慮，或將一切不舒服的感受投射出去，變成沒有情緒。

讓自己停下來的過程，即是把投射出去的焦慮收回來，也將內心壓抑的力道減輕。傾聽，則是重新感受情緒在身體與心裡的流動。情緒需要一個管道，能夠順利地疏通。這時，就需要透過語言及書寫，將情緒歸位。

### 4 寫日記——自由書寫

不論是看書、聽音樂、看影片都無法撫平我的焦慮，呼吸和冥想也已經失效，我知道我最後的壓箱寶，這是最後一招，也是絕對有用的一招，就是創造文字。

我用「創造文字」來形容書寫，因為這是一種將心靈能量實體化的過程。能量變成了實際的東西，讓我們看見。

當一個人能夠創造的時候，他會得到滿足感與成就感。這是一種昇華的表現。這份能量不會再變成病態的固著症狀，而能改由一種較為流動的方式呈現。

我從腦海中撈下所有漂流過的思緒，但不僅如此，更重要的是那些影像和迷霧般的感受。有形的思想是一種凝固後的塊狀組織，不易被心靈吸收，但影像及感受不同，它們



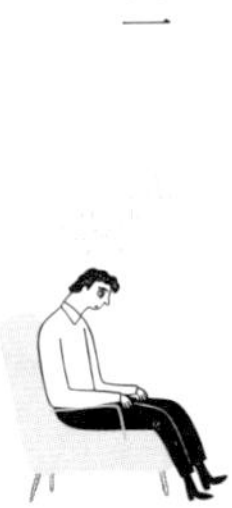

與心靈深處直接對映，它就是我、我就是它，具有鏡子一般的功能。

照鏡子的功用即是，我可以知道心裡哪些地方需要調整，尤其是那些我極少或從未看過的地方，將它們通通撈下來，那麼，我就會知道，原來有些地方是我還過意不去的。

尤其在一個快速且資訊量龐大的社會中，我們需要更多文字，描繪那些被我們忽略的鮮明感受。

從細緻的語言中，那經常是找回自我的過渡空間。停下來休息與思索，我們的生命究竟想要的是什麼。

我們都寄居在語言中，不論是話語、文字或思考。**能夠為感受命名之時，我們才對內在擁有掌控感**，我們才得以和他人分享那變化多端又影響至深的情緒能量。

書寫是我會給每一個人的建議。自由書寫就像是自己替自己做分析。你能夠進入自己的思考中，把那些不管曾視為垃圾或黃金的思考寫下，有助你重新省思自己。

很多事情，**只在腦袋想、寫在紙上、對人說出口，這三者有很大的差別**。每一種都能讓你對自己有更多的認識，而這是需要親身體會才會懂的感受。

我們常在心中想像這個世界，但世界卻常與我們的想像天差地遠。

這並不是誰的錯，因為我們心中最真實的感受，的確是那樣。只是會產生如此巨大的落差，那肯定是生命中的某些環節，讓我們受傷了。

受傷到不想要放下某些執著，不想要鬆開某個人的衣角，不想要承認媽媽帶來的只剩痛苦——即使理性層面的你「知道」這對你不是最好的。

寫下文字，是放感受落地，踏實地體會情緒與自己的存在。

## 5 與人交流

和人說說話，總會有意外的收穫。有些東西，我覺得自己分析完了，但是重新說給不同的人聽，得到不同的回饋，都會讓我有不同的省思。

每個人肯定都有盲點，雖然他人不會比我們了解自己，但卻總是能看到我們自己看不到的盲點。

與人交流的重要意義在於，**我們需要重要他人的陪伴**。有些時刻，甚至需要他們的保證。

這很正常，因為我們內心沒辦法確定的時候，就需要倚靠外在的力量協助。這也是讓全黑的世界中，再次照進微光的途徑。

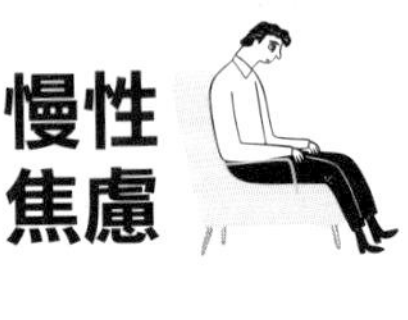

對一個人來說，當他陷入極度不安，有時就像是退化為對世界陌生的小嬰孩。他需要媽媽的安撫，當他對世界感到畏懼而哭鬧時，媽媽能夠在身邊抱抱他，搖晃地哄他。

**每一次的陪伴都在建立他對「人」的安全感，每一次的安撫，也都在修復他對「人」的信任感。**

不斷累積與人相處的好感，直到我們慢慢長大，才能對世界的挑戰有足夠的信心，且知道自己不行時，還有他人可以依靠，可以再次縮進懷中。體悟到愛人不會離開，令我們感到大大的釋懷。

只是這些陪伴、安撫與修復的過程，並非一蹴即成，也並非過了某個階段就不再需要，因為我們的內心始終有個孩子，偶爾會挫折，常常會沮喪。生命的無常迫使空虛寂寞席捲而來，也當然會再次感到憂鬱焦慮。內心的孩子需要被抱抱、摸摸頭，重新想起過去累積的安全感與信任感。

你會發現，最可怕的其實不是焦慮，而是沒人陪伴你度過焦慮的時刻。我們需要做的是找找身邊的人，尤其是本來就對他們感到信任和放心的人。和他們多說說話，感覺到自己並不孤單。

## 重新成為一個人

### ——我們不需要完美，我們只需要完整

我們從未被教導過，不順利的人生該如何進行。我們會聽到「你要加油」、「你要考好成績」、「你要成功」。

我們不知道如何過著不完美的人生，因為社會總是充斥著「如何完美」的規則與範例。

**只有朝著痛苦前進，才可能穿越痛苦**

我們的社會文化中，著重於外在的轉變，較少提及內在的豐足與匱乏。這是一個相當根本性的原因，造成我們焦慮來臨時，第一個想法是分心或壓抑。

每當我們想要逃避痛苦與掌控自我時，常會用那些自認最為快樂的方式，例如購物、酗

酒、性愛、大吃大喝。但請記得，要回來面對這個痛苦。

終究，我們需要朝著痛苦前進，而不是逃避它。唯有如此，才可能穿越痛苦。

我們總在感到焦慮時，想要快點擺脫焦慮。但那時，我們還不知道引發焦慮的原因是什麼，就急著撲滅它，因為實在太痛苦了。

我們總假裝自己堅強。

心智是極為精密的檢測儀。所有的人都是敏感脆弱的，差別只在於你如何與你的心智共處。有些人選擇不去感受，有些人想讓自我麻痺，有些人反過來被感受所苦。

人的生活中，不斷在毀滅與重建。當重建的量比毀滅的量多一點點的時候，就叫做長大。

## 我們常被教導不該傷心太久

生活是不斷失去與獲得的過程。我們對於「獲得」感到開心，但卻很少將「失去」拿出來討論，甚至常被教導不該傷心太久。

但這讓傷心的人產生自我懷疑與慚愧。認為是自己有問題，才會和別人不一樣，而且產生負面情緒。例如假日結束、天空由明轉暗、綠葉黃了，這些最微小的時刻，都會勾起我們對於生命本身的有限感，讓我們想到疾病或死亡的逼近，這是十分正常的感受，只是我們有沒有注意到，並且提供給這些感受足夠的時間與空間，靜默哀悼。

我們更容易注意到的時刻，例如父母老去，自己的體能衰退，轉換到不熟悉的工作，這些時刻都會引發不同的情緒感受，也許是傷心、失望、愧疚等等，但是在我們的文化中，說出這些事情，大多被幾句話帶過，甚至我們自己也覺得沒什麼好細究的，喝杯酒或看看影片就過去了。

但是，**這些情緒都還在那裡**。你知道，你心底肯定知道，只是你願不願意去看看它們，抑或是又塞進那個快要滿出來的衣櫃。

## 只有真實感受內在的悲傷，悲傷才能被放下

當和別人不一樣，感受到其他人沒注意到的感受，又無從訴說時，經常是悲傷與焦慮的萌發點。

《焦慮是禮物》書中寫道：「人們會投入古老的儀式，來讓自己跨過代表里程碑及轉化的那道脆弱的門檻；在那些時刻，不同世界之間的帷幕更是透薄，讓我們更能意識到時

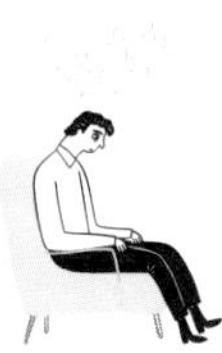

間、改變、失去與死亡的流轉。感受性強的兒童與成人，能夠察覺到我們站在這些起點以及面對整個生命的門檻時，有多脆弱。倘若沒有健康的拴繩來確立牢固的基礎，心靈將漫無目的地漂浮，我們則轉而朝向強迫意念及強迫行為，藉著它們來緊緊掌握，並創造出控制的幻覺。」

失去儀式，也在沒有鼓勵支持下，我們被迫在毫無準備時就得面對不同的人生階段，那是令一個生命體多麼驚慌失措的事情。

面對悲傷，有別以往我們做了很多逃避悲傷或是排除悲傷的行為，什麼也不做或許是一個你從未試過的方法，就是去感受內在的悲傷。

唯有真實的感受了，它才可能被放下。

## 我們從未被教導過如何悲傷

我們忘記了如何哀悼，漸漸失去哀悼的本能。

多數時候，我們不願讓自己停下來，因為害怕一停下來，就是永無止境的悲傷。那時的脆弱感會壓倒理性，壓倒心靈中每一個都是好不容易才建立起來的城牆。

我們從未被教導過如何悲傷，甚至在文化中抱持相反的觀點：悲傷是不好的。所以如果你正在悲傷，也可能默默認定自己的行為不恰當，而悲傷久了，也就認定「自己」是個糟糕的人。

一個感到悲傷的人，卻不允許自己悲傷，這才是最令人難過的。或許才是憂鬱與焦慮的主因。

也或許這是為什麼情緒敏感的人喜歡夜晚。相較於白晝，夜晚是沉澱的。透過外在的黑，讓你進入內心的陰暗，能夠悄悄卸下面具與防備。

「存在」是一種靜謐的、緩慢的、柔軟的感受。

**生命原本就帶有失落的本質**，但我們無法接受，於是心智用更強烈的方式讓我們了解，而社會則是再把它推出門外，認定那是疾病的錯，而非心靈的苦。

療癒的關鍵，是讓我們停留在悲傷中，來到心靈脆弱之地，允許自己處在悲傷與脆弱的狀態。

許多人不敢讓自己進駐心靈，深怕一踏進去，整個人就塌陷了。但是啊，會不會當需要塌陷時，本該要讓自己塌陷，否則強建起的高樓，也只是立基在鬆軟的基底，那麼地震一來，它將以無法逃生的方式，難以救回。



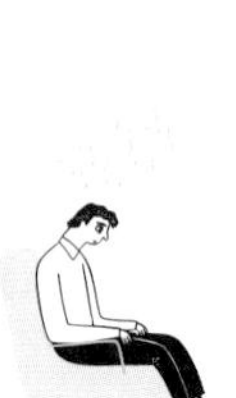

## 我們習慣用幻想，取代可能面臨痛苦的事實

我們很習慣用幾個簡單的幻想，取代可能面臨痛苦的事實。例如：「如果我搬出去住，就不會被媽媽情緒勒索。」「如果我變得有錢，就不會一天到晚煩惱了。」「如果有個完美的伴侶，就不會整天被感情困擾。」

我們從未被教導過，不順利的人生該如何進行。我們會聽到「你要加油」、「你要考好成績」、「你要成功」。

**我們不知道如何過著不完美的人生，因為社會總是充斥著「如何完美」的規則與範例。**而離開社會規範的人，就被社會看作是一個丟臉的人、不成功的人。

但真實的人生本來就不完美，這是許多人無法接受的事情，所以持續地和下一代人說著：你要賺大錢、考公職、買房子、挑到好的另一半——以為這樣就能彌補不完美。

我們不需要完美，我們只需要完整。

## 將新的經驗整合進自己的人格

重新成為一個人，意味著在轉化的過程中，我們能夠讓原本的執念放手，將新的經驗整合進自己的人格。但這勢必會度過一段顛簸不穩的撞牆期，少則數週，多則數年。

每個人與每個階段的體悟都不同，需要整合的經驗，也有所差異。但這不代表是好是壞，就只是不同。

成為自己意味著，你必須先放棄原先花了幾十年建立的自我，這是一件極為不易的事。因為它讓你通過世俗的考驗，像是聽話、努力賺錢，或至少不被討厭。

這個自我顯然被社會化過頭了，因為回到與自身相處時，出現許多不適應的症狀，焦慮、煩躁、憂鬱，並漸漸地慢性化。

但反過來說，也是因為有這些症狀，它們像是一種指引，告訴你該調整生活模式的比例分配了，讓你有一個機會重新檢視自己。

• • •

焦慮在告訴你什麼？

**若要減緩焦慮，重點在於你是否願意聆聽**。

當我們看待焦慮的態度有所不同，從原本極力排斥改為對它好奇。有了好奇，我們才會踏上了解焦慮之路，發現藏在潛意識中的寶藏。

國家圖書館預行編目資料

慢性焦慮：焦慮，是過往未曾處理的生命創傷／
莊博安著. ——初版. ——臺北市；寶瓶文化事業
股份有限公司, 2022. 04印刷
面；　公分, ——（vision；226）
ISBN 978-986-406-292-8（平裝）
1. CST：焦慮症　2. CST：心理治療
415. 992　　111005266

寶瓶 AQUARIUS

Vision 226

# 慢性焦慮——焦慮，是過往未曾處理的生命創傷

作者／莊博安 心理師
副總編輯／張純玲

發行人／張寶琴
社長兼總編輯／朱亞君
資深編輯／丁慧瑋　編輯／林婕伃
美術主編／林慧雯
校對／張純玲・陳佩伶・劉素芬・莊博安
營銷部主任／林歆婕　業務專員／林裕翔　企劃專員／李祉萱
財務主任／歐素琪
出版者／寶瓶文化事業股份有限公司
地址／台北市110信義區基隆路一段180號8樓
電話／(02) 27494988　傳真／(02) 27495072
郵政劃撥／19446403　寶瓶文化事業股份有限公司
印刷廠／世和印製企業有限公司
總經銷／大和書報圖書股份有限公司　電話／(02) 89902588
地址／新北市新莊區五工五路2號　傳真／(02) 22997900
E-mail／aquarius@udngroup.com

著作完成日期／二〇二二年一月
初版一刷日期／二〇二二年四月
初版二刷日期／二〇二二年四月二十七日
ISBN／978-986-406-292-8
定價／三八〇元

AQUARIUS 寶瓶文化事業

# 愛書人卡

感謝您熱心的為我們填寫，
對您的意見，我們會認真的加以參考，
希望寶瓶文化推出的每一本書，都能得到您的肯定與永遠的支持。

系列：vision 226　**書名：慢性焦慮——焦慮，是過往未曾處理的生命創傷**

1. 姓名：＿＿＿＿＿＿＿＿　性別：□男　□女
2. 生日：＿＿年＿＿月＿＿日
3. 教育程度：□大學以上　□大學　□專科　□高中、高職　□高中職以下
4. 職業：＿＿＿＿＿＿＿＿
5. 聯絡地址：＿＿＿＿＿＿＿＿＿＿＿＿＿＿＿＿

   聯絡電話：＿＿＿＿＿＿＿＿　手機：＿＿＿＿＿＿＿＿
6. E-mail信箱：＿＿＿＿＿＿＿＿＿＿＿＿

   □同意　□不同意　免費獲得寶瓶文化叢書訊息
7. 購買日期：＿＿年＿＿月＿＿日
8. 您得知本書的管道：□報紙／雜誌　□電視／電台　□親友介紹　□逛書店　□網路　□傳單／海報　□廣告　□其他
9. 您在哪裡買到本書：□書店，店名＿＿＿＿＿＿　□劃撥　□現場活動　□贈書　□網路購書，網站名稱：＿＿＿＿＿＿　□其他＿＿＿＿＿＿
10. 對本書的建議：（請填代號　1. 滿意　2. 尚可　3. 再改進，請提供意見）

    內容：＿＿＿＿＿＿＿＿

    封面：＿＿＿＿＿＿＿＿

    編排：＿＿＿＿＿＿＿＿

    其他：＿＿＿＿＿＿＿＿

    綜合意見：＿＿＿＿＿＿＿＿＿＿＿＿＿＿＿＿
11. 希望我們未來出版哪一類的書籍：＿＿＿＿＿＿＿＿＿＿＿＿

讓文字與書寫的聲音大鳴大放

寶瓶文化事業股份有限公司

（請沿此虛線剪下）

| 廣告回函 |
| --- |
| 北區郵政管理局登記 |
| 證北台字15345號 |
| 免貼郵票 |

寶瓶文化事業股份有限公司收

110台北市信義區基隆路一段180號8樓
8F,180 KEELUNG RD.,SEC.1,
TAIPEI.(110)TAIWAN R.O.C.

（請沿虛線對折後寄回，或傳真至02-27495072。謝謝）